Richa Kothari

Complexos de cobre como agentes anti-cancro

Richa Kothari

Complexos de cobre como agentes anti-cancro

Síntese, caraterização e avaliação anti-cancerígena de complexos de cobre de tiossemicarbazona

ScienciaScripts

Imprint
Any brand names and product names mentioned in this book are subject to trademark, brand or patent protection and are trademarks or registered trademarks of their respective holders. The use of brand names, product names, common names, trade names, product descriptions etc. even without a particular marking in this work is in no way to be construed to mean that such names may be regarded as unrestricted in respect of trademark and brand protection legislation and could thus be used by anyone.

Cover image: www.ingimage.com

This book is a translation from the original published under ISBN 978-620-2-06521-4.

Publisher:
Sciencia Scripts
is a trademark of
Dodo Books Indian Ocean Ltd. and OmniScriptum S.R.L publishing group

120 High Road, East Finchley, London, N2 9ED, United Kingdom
Str. Armeneasca 28/1, office 1, Chisinau MD-2012, Republic of Moldova, Europe
Printed at: see last page
ISBN: 978-620-7-85667-1

Índice

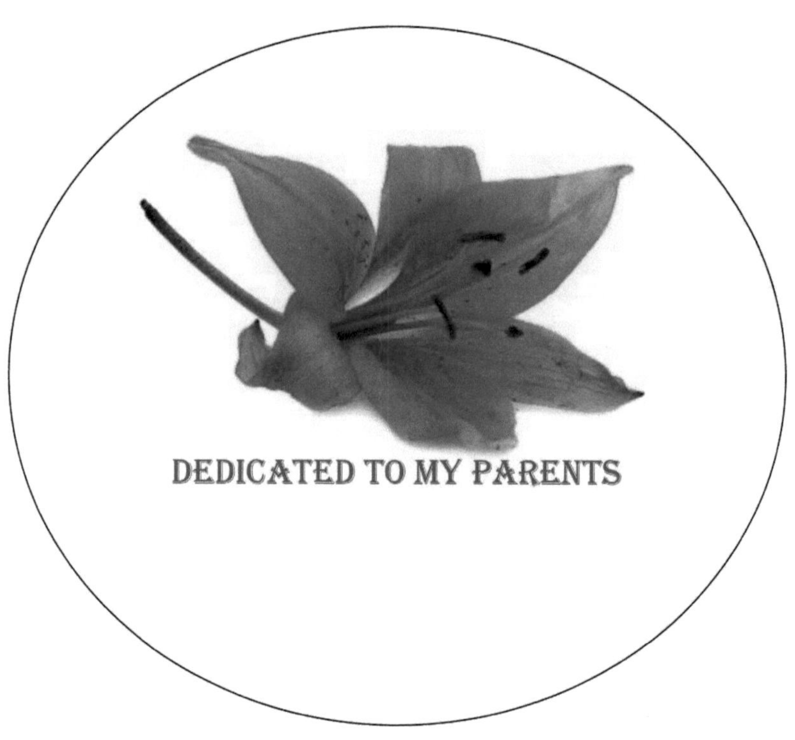

DEDICATED TO MY PARENTS

INTRODUÇÃO

Todos sabemos que a química medicinal se baseava quase exclusivamente em compostos orgânicos sintéticos e produtos naturais. Durante as últimas três décadas, os complexos metálicos ganharam um interesse crescente como fármacos para utilização como agentes de diagnóstico ou como fármacos quimioterapêuticos [1-7]. Não há dúvida de que a descoberta da cisplatina, cis-diamminedicloroplatina(II), representa um dos acontecimentos mais significativos para a quimioterapia do cancro no século XX. A cisplatina é altamente eficaz no tratamento de uma série de cancros, nomeadamente o cancro do testículo, cuja taxa de cura global é superior a 90% [6]. No entanto, o tratamento é limitado por vários efeitos secundários, incluindo a nefrotoxicidade, a emetogénese e a neurotoxicidade [7]. Além disso, a cisplatina não é biodisponível por via oral e a resistência hereditária e adquirida limita seriamente as suas aplicações [8]. Estas desvantagens estimularam uma extensa procura de outros complexos inorgânicos antitumorais com propriedades farmacológicas melhoradas. Nos medicamentos à base de metais, o ião metálico pode coordenar-se com ligandos numa configuração tridimensional, permitindo assim que a molécula reconheça e interaja com um alvo molecular específico. Este facto é ainda reforçado por diferentes modificações químicas dos ligandos. Além disso, os complexos metálicos sofrem facilmente reacções redox e substituição de ligandos, o que lhes permite participar na química redox biológica e interagir com moléculas biológicas. Observa-se que as investigações nesta área se centram na utilização de complexos biologicamente activos formados por iões metálicos, como o cobre [9]. Os complexos destes metais podem servir como agentes citotóxicos eficazes [10]. O cobre está presente em todos os organismos vivos e é um elemento vestigial importante na química redox, no crescimento e no desenvolvimento [11]. É importante para a função de várias enzimas e proteínas envolvidas no metabolismo energético, na respiração e na síntese de ADN, especialmente as enzimas citocromo oxidase, superóxido dismutase (SOD), ascorbato oxidase e tirosinase. As funções importantes dos compostos biológicos de cobre envolvem reacções de oxidação-redução em que as moléculas biológicas que contêm cobre reagem diretamente com o oxigénio molecular para produzir radicais livres [12,13]. O cobre desempenha um papel essencial na fisiologia celular como cofator catalítico na química redox da respiração mitocondrial, na absorção de ferro, na eliminação de radicais livres e na reticulação da elastina [14]. Tal como acontece com a síndrome de Menkes e a doença de Wilson [15], que são de origem genética, os níveis alterados de cobre estão associados a doenças como a artrite reumatoide, úlceras gastrointestinais, epilepsia, diabetes e cancro. A toxicidade do cobre resulta da sua capacidade de produzir espécies reactivas de oxigénio

(ROS), deslocam outros iões metálicos, oxidam lípidos e clivam diretamente o ADN e o ARN [12]. Foram encontrados níveis elevados de cobre em muitos tipos de cancros humanos, incluindo da próstata, da mama, do cólon, do pulmão e do cérebro [16]. Além disso, parece ser necessária uma quantidade específica de cobre local para que ocorra a angiogénese [17]. É provável que os compostos activos não platínicos tenham um mecanismo de ação, biodistribuição e toxicidade diferentes dos dos fármacos de platina e possam ser eficazes contra os cancros humanos que são pouco quimiossensíveis ou que se tornaram resistentes aos fármacos de platina convencionais. O cobre, sendo um elemento essencial, pode ser menos tóxico do que os metais não essenciais, como a platina. Nos últimos anos, várias famílias de complexos de cobre têm sido estudadas como potenciais agentes antitumorais.

Importância biológica do cobre metálico

Sabemos que o cobre pertence à primeira fila de metais do grupo 11 com configuração eletrónica 3d104s1 . Assim, o ião cuproso tem uma camada 3d10 completa e o ião cúprico, perdendo dois electrões, tem uma configuração 3d9 do bloco d parcialmente preenchida, comportando-se como um metal de transição comum. O cobre é um nutriente vestigial essencial que se encontra principalmente na corrente sanguínea dos mamíferos, como cofator em várias enzimas, e em pigmentos à base de cobre. De um total de 80-120 mg num adulto humano saudável de 70 kg, existem 8 mg no fígado, 15 mg no coração, baço, rins, cérebro e sangue. No entanto, em quantidades suficientemente elevadas, o cobre pode ser venenoso e mesmo fatal para os organismos. Por exemplo, as bactérias e outros microrganismos morrem em água num recipiente de cobre, e os compostos de cobre em geral impedem o crescimento de algas [18]. Analogamente, nos seres humanos, pode tornar-se tóxico para as células em concentrações elevadas [19]. O cobre tem a capacidade de se ligar ao ADN com maior afinidade do que qualquer outro catião divalente, promovendo assim a oxidação do ADN [20]. A ligação dos iões de cobre a locais específicos pode modificar as estruturas conformacionais das proteínas, dos polinucleótidos ou do ADN e das biomembranas [21]. Esta ligação ao ADN depende do tamanho do cobre, da afinidade eletrão-carga e da geometria do aduto formado. Foi referido que os iões de cobre como Cu+ /Cu2+ nas proteínas de cobre azul actuam alterando o potencial redox e facilitando os fenómenos de transferência de electrões. É atingido um elevado grau de seletividade no reconhecimento molecular através de iões de metais de transição, que podem efetuar uma mudança de valência em reacções redox [22].

Mecanismo anti-oxidante dos iões de cobre

De acordo com a literatura, a toxicidade celular induzida pelo cobre resulta da propensão dos iões de cobre livres para participarem na formação de ROS. Os iões de cobre cúprico e cuproso podem participar em reacções de oxidação e redução. Na presença de superóxido ($*O_2 -$) ou de agentes redutores, como o ácido ascórbico ou a glutationa (GSH), o Cu(II) pode ser reduzido a Cu(I), que é capaz de catalisar a formação de radicais hidroxilo (OH·) a partir do peróxido de hidrogénio (H_2O_2), de acordo com a reação de Haber-Weiss [30]:

$$Cu(II) + O_2^. ---- Cu(I) + O_2$$
$$Cu(I) + H_2O_2 ----- Cu(II) + OH\bullet + OH^-$$

$$O_2 -\bullet + H_2O_2 ------------- O_2 + OH\bullet + OH-$$

O radical hidroxilo, altamente reativo, é capaz de interagir com qualquer molécula biológica, abstraindo o hidrogénio de um carbono de um aminoácido para formar um radical proteico centrado no carbono e de um ácido gordo insaturado para formar um radical lipídico. Isto resulta em danos oxidativos nas células [23]. A partir de uma pesquisa bibliográfica, foi revelado que o ião cobre é capaz de induzir quebras na cadeia de ADN e oxidação de bases através da produção de ROS. Foi demonstrado que a GSH inibe a formação de radicais livres pelos iões de cobre na presença de peróxido de hidrogénio, ascorbato e ADN. O efeito protetor da GSH foi atribuído à sua capacidade de estabilizar o Cu(I), impedindo o ciclo redox e a geração de radicais livres. No meio celular, os iões cúpricos também formam radicais tioxilo,

$$RS\bullet : RS\bar{H} + Cu(II) \; RS\bullet + Cu(I) + \dot{H}+$$

e iões cobre-cisteína e cobre-metionina, que podem produzir metalotioneínas e dissulfuretos, RSSR, que podem ser prejudiciais [32].

Complexos de cobre como agentes anti-cancro

A química dos complexos de metais de transição tem recebido uma atenção considerável, em grande parte devido à sua relevância catalítica e bioinorgânica. Estes complexos são também importantes devido às suas potenciais actividades biológicas, tais como antibacteriana, antiviral, antifúngica, antimalárica e antitumoral. Um ião de metal de transição pode coordenar um ligando numa configuração tridimensional precisa, permitindo assim a adaptação da molécula para reconhecer e interagir com um alvo molecular definido. A diversidade de modificações químicas dos ligandos e a seleção dos iões metálicos aumentam ainda mais esta possibilidade. A química inorgânica medicinal é, comparativamente, uma disciplina nova, que se desenvolveu após a descoberta da atividade antitumoral da *cis-platina*. O sucesso clínico deste composto de platina estimulou um interesse considerável na procura de novos complexos metálicos como agentes terapêuticos, de diagnóstico e radiofarmacêuticos modernos. Exceptuando os complexos baseados no produto natural anticancerígeno Paullone [24], a maioria dos complexos citotóxicos de Cu foram originalmente concebidos com base nas suas propriedades químicas e físicas. Em consequência, muitos deles não apresentam propriedades semelhantes às dos medicamentos nem efeitos anticancerígenos significativos *in vivo*. A síntese, conceção e desenvolvimento de complexos de cobre como agentes anticancerígenos foram apresentados em várias revisões ao longo da última década [25-31]. Centramo-nos aqui na atividade anticancerígena *in vivo* deste tipo de fármacos e incluímos avanços recentes na química do cobre. De acordo com o conceito clássico, os fármacos anticancerígenos apresentam uma seletividade muito elevada para o seu alvo molecular, os complexos de cobre afectam o ADN e uma miríade de proteínas para induzir uma toxicidade geral que é letal para as células cancerígenas. Devido à sua capacidade de participar em reacções redox, o cobre é capaz de produzir grandes quantidades de ROS através de uma reação do tipo Fenton para danificar o ADN e as proteínas [32]. A literatura revela que os complexos de cobre estabeleceram a sua importância na química medicinal, o que é comprovado por um número crescente de compostos que demonstraram a sua eficácia em modelos animais de cancro. De acordo com a literatura, apenas dois fármacos foram examinados em ensaios clínicos. O primeiro, o elesclomol, sintetizado como complexo com Cu(II), entrou num ensaio clínico de fase I para tratar a leucemia mieloide aguda, onde apresentou um perfil de segurança muito favorável, mas infelizmente não obteve resultados clínicos na dose máxima avaliada de 400 mg/m2 [33]. Este medicamento foi também examinado num ensaio de fase II contra os cancros do ovário, das falópias e do peritoneu [34]. Foi demonstrado que exerce a sua atividade anticancerígena como um complexo com Cu(I), indicando que o elesclomol é de facto um pró-fármaco [35,36]. Em relação ao seu mecanismo de ação, parece ser semelhante a outros compostos quelantes de cobre citotóxicos com base numa análise NCI COMPARE [37]. O elesclomol liga-se ao Cu(II) no soro, que é reduzido a Cu(I) uma vez dentro das células cancerosas, onde induz quebras de cadeia dupla de ADN e catalisa a formação de ROS em maior quantidade do que nas células não cancerosas, pelo que este resultado explica por que razão este medicamento é mais citotóxico para as células malignas do que para as normais [38,39]. Este fármaco induz a fragmentação do ADN e a oxidação de bases, explicando que o seu modo de ação envolve a geração de espécies reactivas de oxigénio (ROS) após a redução do cobre. Recentemente, os cientistas Hernandez-Lemus e colaboradores aplicaram abordagens transcriptómicas e ferramentas de análise de vias para concluir que um novo agente que está pronto para iniciar a fase clínica I, a Casiopeina II-Gly, aumenta o metabolismo dos iões metálicos e bloqueia a migração e a proliferação das células HeLa [41]. Um conceito semelhante foi recentemente utilizado para identificar as vias de sinalização metabólica desreguladas por um novo composto organometálico de ruténio com propriedades anticancerígenas interessantes [42]. Estes trabalhos explicam bem como se espera que, num futuro próximo, as técnicas avançadas de metaloproteómica e de biologia de sistemas evidenciem o mecanismo de ação dos metalofármacos [43]. Desde a aprovação do cis-[PtCl2(NH3)2] na prática clínica, foram envidados muitos esforços para desenvolver novos fármacos antitumorais à base de platina e não platina, a fim de melhorar a eficácia clínica, reduzir as toxicidades sistémicas e organo-específicas e alargar o espetro de atividade. No domínio dos compostos não platínicos com potencial antitumoral, foram investigados complexos à base de cobre, partindo do princípio de que os metais endógenos podem ser menos tóxicos. As propriedades dos compostos coordenados com cobre, quer se trate de complexos de coordenação inorgânicos clássicos, de compostos organo-metálicos ou de compostos-modelo bioinorgânicos, são largamente determinadas pela natureza dos ligandos e dos átomos dadores ligados ao ião metálico [44,45]. Podem ser estabilizados três estados de oxidação do metal: Cu(III), Cu(II) e Cu(I), mas há muito poucos exemplos de compostos de cobre(III) [54]. A química de coordenação do cobre é, portanto, dominada por derivados de Cu(II), com poucos, mas importantes exemplos de compostos de Cu(I). Devido à configuração eletrónica d10 de concha fechada, os complexos de Cu(I) são geralmente sólidos incolores e preferem fortemente ligandos com átomos dadores macios, como o P e as aminas aromáticas. Embora se conheçam arranjos lineares de duas coordenadas e arranjos trigonais de três coordenadas, os complexos de Cu(I) são na sua maioria espécies de quatro coordenadas que adotam uma geometria tetraédrica. A configuração eletrónica d9 típica dos derivados de Cu(II) promove, em vez disso, transições d-d que resultam em espécies de cor intensa. Nestes complexos, o número de coordenação varia de quatro a seis, incluindo geometrias planares quadradas (sp) de quatro coordenadas, bipiramidais trigonais (tbp) de cinco coordenadas e octaédricas (oc) de seis coordenadas. Estas estruturas moleculares afastam-se dos arranjos ideais, apresentando maioritariamente distorções tetragonais. A variedade de matrizes disponíveis permite uma grande variedade na escolha dos ligandos (de quelatos mono a hexa-dentados) e dos átomos dadores (N, O, S e halogenetos). O potencial redox do par Cu(I)/Cu(II) fisiologicamente acessível varia drasticamente em função do ambiente do ligando devido ao conjunto de dadores, à geometria, ao efeito eletrónico do substituinte, ao efeito estérico do substituinte e à quelação [55]. Por exemplo, na oxidação de um eletrão dos complexos de Cu(I) em direção ao dioxigénio, é conhecida uma vasta gama de potenciais de redução (de -1,5 a +1,3 V vs NHE) para os complexos de cobre.

Além disso, uma tal transferência de electrões envolve sempre modificações importantes da estereoquímica dos complexos oxidados/reduzidos pertinentes. Esta caraterística, juntamente com a possibilidade de libertar grupos de coordenação em curso, por exemplo, de espécies octaédricas de Cu(II) para espécies tetraédricas de Cu(I), são factores químicos que ilustram a enorme complexidade do sistema Cu(I)/Cu(II) em meios fisiológicos. As primeiras provas de que os complexos de cobre podem exercer uma eficácia antitumoral remontam ao início da década de 1960 [46]. Os complexos de cobre foram objeto de numerosos estudos sobre o seu comportamento químico e biológico. No entanto, apesar dos enormes esforços na síntese de diferentes classes de complexos de cobre, existem muito poucos dados disponíveis sobre o seu processamento fisiológico.

Importância dos complexos de cobre na terapia de medicamentos alvo

O avanço das terapias alvo, ou seja, pequenas moléculas ou anticorpos que interagem com proteínas de sinalização envolvidas na etiologia do cancro, revolucionou o tratamento de tumores com dependência de oncogenes específicos (por exemplo, ALK no cancro do pulmão, Bcr-Abl na leucemia mieloide crónica, KIT no GIST, EGFR no cancro do pulmão, HER2 no cancro da mama ou MET nos tumores do fígado). No entanto, para muitos cancros, a sobrevida livre de progressão dos doentes tratados com terapêutica orientada é inferior a um ano, o que justifica um novo interesse pelos agentes citotóxicos, incluindo os metalofármacos . De facto, o enorme sucesso do medicamento Cisplatina no tratamento de vários tipos de cancro colocou os compostos organometálicos na vanguarda do desenvolvimento de medicamentos anticancerígenos. A este respeito, os compostos de cobre oferecem oportunidades promissoras ao criarem o ambiente hipóxico que é uma caraterística das células cancerosas, juntamente com a capacidade dos complexos de cobre para catalisar a formação de espécies reactivas de oxigénio e azoto (ROS e RNS).

Papel dos iões de cobre na fisiologia das células e do cancro

De acordo com o "efeito Warburg" [47] , os tumores apresentam uma deficiência de vasos sanguíneos que resulta num baixo nível de oxigénio, o que promove a invasão, as metástases e uma mudança metabólica para um processo anaeróbio. É importante salientar que a hipóxia tumoral pode ser explorada para desenvolver pró-fármacos que são activados no ambiente redutor das células cancerosas. A este respeito, o cobre é muito importante porque pode existir em dois estados de oxidação diferentes nas células. O carácter anóxico das células cancerígenas promove a redução do Cu(II) a Cu(I), o que não é possível em células normais, constituindo assim uma oportunidade terapêutica para atingir os tumores [48]. O Cu(I) pode catalisar a formação de ROS e RNS, para induzir um stress oxidativo pró-apoptótico. Além disso, o estado redox do cobre modula a sua afinidade com os ligandos: o cobre (I) é um ácido de Lewis mais suave do que o cobre (II) e apresenta uma elevada afinidade com os ligandos de enxofre, enquanto o cobre (II) se coordena preferencialmente com os dadores de azoto e oxigénio nas proteínas e no ADN [49]. Não só os sais de cobre são muito menos tóxicos do que os derivados da platina, como também são necessários ao organismo. De facto, a concentração fisiológica de cobre no corpo é altamente regulada por vários mecanismos que envolvem a ceruloplasmina e a albumina no fígado para regular os níveis sanguíneos e também as proteínas transportadoras de cobre (CTR1 e Cu ATP7A/B) a nível celular [50]. Devido à sua capacidade de oscilar entre os estados oxidado e reduzido em meio biológico, o cobre actua como co-fator para enzimas envolvidas no metabolismo energético (cit. C oxidase), na destruição de ERO (superóxido dismutase 1), na síntese de melanina (tirosinase), na síntese de dopamina (dopamina-β-hidroxilase), na reticulação do colagénio e da elastina (lisil oxidase).No entanto, um excesso de cobre pode ser tóxico também para as células não cancerosas devido à produção de ROS e NOS, o que explica o facto de a homeostase do cobre ser altamente regulada [51-76]. De acordo com a literatura recente, está estabelecido que os muitos tipos de tumores acumulam concentrações anormalmente elevadas de cobre e que a concentração de cobre no soro é quase o dobro nos doentes com cancro da mama [77-81]. Estas observações podem ser explicadas pelo envolvimento do cobre no crescimento e na sobrevivência dos tumores através de vários mecanismos. Em primeiro lugar, o cobre é essencial para a angiogénese, que é necessária para o crescimento do tumor e para as metástases. Mais importante ainda, o sulfato de cobre induz a expressão de HIF-1α, do recetor de estrogénio da proteína G (GPER) e de VEGF nas células cancerígenas da mama e do fígado através da ativação da via EGFR/ERK/c-fos [82]. Em segundo lugar, o cobre inibe a apoptose das células cancerígenas, ligando-se à proteína XIAP para promover a sua atividade anti-apoptótica [83,84]. Em terceiro lugar, o cobre interage com a MEK1 para promover a fosforilação da ERK e a oncogénese [85,86]. Em quarto lugar, o cobre ativa a via pró-sobrevivência da fosfoinositídeo 3'-quinase (PI3K)/Akt [87,88].

Complexos de cobre de hidrazinacarbotiamida (TSC)

As tiossemicarbazonas (TSC) são uma importante classe de compostos da química medicinal cuja atividade anticancerígena foi comunicada já na década de 1960 [899,90] e o seu desenvolvimento ainda está em curso [91-95]. Alguns deles, como o MarboranTM ou o TriapineTM, estão em fase de ensaio clínico [96]. Os CET têm sido amplamente estudados devido à sua ação inibidora sobre a enzima de ADN ribonucleótido difosfato redutase e à sua seletividade para cancros hormono-responsivos [97]. A partir de uma pesquisa bibliográfica, ficou claro que um grande número de bisthiosemicarbazones (bTSCs) e séries dos seus complexos de cobre mostraram actividades antitumorais promissoras [98, 99, 100]. Uma propriedade crítica de muitos destes complexos de cobre é a fraca solubilidade em água e a toxicidade in vivo relativamente elevada [101, 102]. Nas últimas décadas, foram efectuadas muitas tentativas para melhorar a hidrofilicidade e reduzir os efeitos tóxicos através da modificação das estruturas TSC dos complexos de cobre [103]. O sucesso da cisplatina estimulou o desenvolvimento de compostos à base de metais [104-107]. O cancro é, sem dúvida, um dos principais problemas de saúde e um dos principais alvos da Química Medicinal. Embora os complexos à base de platina tenham estado no centro das atenções como agentes quimioterapêuticos [108-110], o interesse neste domínio deslocou-se para agentes não baseados na platina [111-117], a fim de encontrar diferentes complexos metálicos com menos efeitos secundários e citotoxicidade semelhante ou melhor. Assim, uma grande variedade de complexos metálicos à base de titânio, gálio, germânio, paládio, ouro, cobalto, ruténio e estanho estão a ser extensivamente estudados como substitutos da platina. Os complexos à base de cobre (II) parecem ser candidatos muito promissores para a terapia anticancerígena, como evidenciado por um número considerável de artigos de investigação que descrevem a síntese e as actividades citotóxicas de numerosos complexos de cobre (II) [118-121]. A tiossemicarbazona e os seus complexos de cobre têm recebido uma atenção considerável devido às suas propriedades farmacológicas, tendo numerosas aplicações como agentes antibacterianos e anticancerígenos [122-124], podendo produzir complexos mono ou polinucleares, alguns dos quais são biologicamente relevantes [125-128]. Estes complexos podem servir de modelos para enzimas como a galactose oxidase e podem ser utilizados como oxidantes eficazes e catalisadores redox [129-130]. Além disso, permitem a extração de catiões e aniões metálicos de importância bioquímica e ambiental [131134]. Os complexos ligantes macrocíclicos encontram aplicações em várias indústrias e em vários processos biológicos, como a fotossíntese e o transporte de dioxigénio [135], a catálise, os extractores de metais, a radioterapia, os agentes de imagiologia médica, a ligação ao ADN [136] e os agentes antitumorais. Há muitos anos que se sabe que um grande número de bis-tiossemicarbazonas e séries dos seus complexos de cobre têm actividades antitumorais promissoras [137-139]. Nos últimos anos, várias séries de complexos de cobre têm sido estudadas como potenciais agentes antitumorais. Embora haja pouca informação disponível sobre a base molecular do seu mecanismo de ação, os complexos de cobre têm atraído a atenção porque o seu provável modo de ação é diferente do da cisplatina. Por conseguinte, os complexos de cobre podem proporcionar um espetro mais amplo de atividade antitumoral. A resistência aos fármacos tornou-se um problema crescente no tratamento de doenças infecciosas causadas por bactérias [140]. O grave problema médico da resistência bacteriana e fúngica e a rapidez com que se desenvolve conduziu a níveis crescentes de resistência aos antibióticos clássicos [144-145], e a descoberta e o desenvolvimento de fármacos antibacterianos eficazes com novos mecanismos de ação tornaram-se, assim, tarefas urgentes para os programas de investigação sobre doenças infecciosas [146]. Uma das características mais interessantes dos sistemas coordenados por metais é a disposição espacial concertada dos ligandos em torno do ião metálico. Entre os iões metálicos de importância biológica, o ião Cu (II) está envolvido num grande número de complexos distorcidos [147]. Nas últimas duas décadas, tem sido dada uma atenção considerável aos complexos metálicos de bases de Schiff contendo azoto e outros átomos dadores [148-149]. A química bio-organometálica dedica-se ao estudo de complexos metálicos e das suas aplicações biológicas [150], incluindo a conceção de novos fármacos mais eficazes do que os já conhecidos. De acordo com a pesquisa bibliográfica, é revelado que os complexos de cobre de tiossemicarbazona são responsáveis por actividades biológicas notáveis como anti-cancro, anti-microbiana, etc. No âmbito do nosso trabalho de preparação de compostos imino-macrocíclicos livres e dos seus complexos metálicos, interessou-nos obter o produto de condensação [2+2] livre a partir de hidrazona, tiossemicarbazida e sais de cobre. O objetivo deste trabalho foi comparar e avaliar a reatividade de diferentes macroligandos contendo o mesmo grupo funcional, mas com número variável de substituintes e diferentes estruturas, com um ião metálico de cobre. Além disso, determinámos as condições óptimas para controlar a natureza dos complexos de cobre, uma vez que as diferentes estruturas podem melhorar as suas potenciais aplicações.

MATERIAIS E MÉTODOS

(A) Experimental

Todos os artigos de vidro foram secos numa chama aberta antes de serem utilizados em ligação com uma atmosfera inerte. Os solventes foram evaporados sob pressão reduzida e a evaporação foi efectuada a <50°C. A TLC foi efectuada utilizando placas de sílica gel 60F254 com vapores de iodo como agente de deteção. O tetra-metil-silano (TMS; 0,0 ppm) foi utilizado como padrão interno na RMN1 e o clorofórmio-d (CDCl3; 77,0 ppm) foi utilizado na RMN13C. A análise elementar foi efectuada num analisador elementar Perkin Elmer 2400 série 11 CHNS/O. Os espectros FTIR foram registados utilizando pastilhas de KBr num Perkin Elmer-Spectrum RX-IFTIR na região 4000-250 cm-1. Os espectros electrónicos em solução DMSO foram obtidos com um espetrofotómetro Hitachi 330 uv-visible. Os espectros de 1HNMR e 13CNMR foram registados num FTNMR

Espectrómetro modelo Avance- II (Bruker), utilizando DMSO d6 como solvente e TMS como referência interna. As massas FAB em modo positivo foram registadas num espetrómetro Waters Micromass Q-Tof; o m-Nitro álcool benzílico (m-NOBA) foi utilizado como matriz. Os pontos de fusão foram determinados pelo método capilar aberto. Todos os materiais foram obtidos de fornecedores comerciais como a Merck, CDH, SRL e foram utilizados sem qualquer purificação adicional. Os solventes e o sal de cobre utilizados eram de qualidade analítica. Várias hidrazonas do agente de complexação foram preparadas por métodos padrão descritos na literatura [151].

1. *Síntese do etanoato de etilo -2-(4-metoxianilino)*

Uma mistura de p-toluidina e dietilmalonato (1:2) foi refluxada durante 30 minutos num balão de fundo redondo equipado com um condensador de ar de 18", de modo a que o etanol formado se escapasse e o dietilmalonato fosse recolhido no balão. O conteúdo foi arrefecido e adicionou-se etanol quando a malondianilida se separou como sólido. Filtrou-se sob sucção e adicionou-se lentamente o filtrado contendo etilmalonianilato, agitando-o em gelo. O éster precipitou como um sólido branco e foi filtrado, seco e recristalizado a partir de éter de petróleo.

Rendimento: 45 %; p.f. 70-72 °C; IR (KBr) (cm-1): 3345, 2983, 1726, 1685, 1537; H1NMR: 1.27, 2.3, 7.0-7.4, 8.1 e 9.98; λmax = 450 ESI MS M/Z: 222.2 a.m.u.

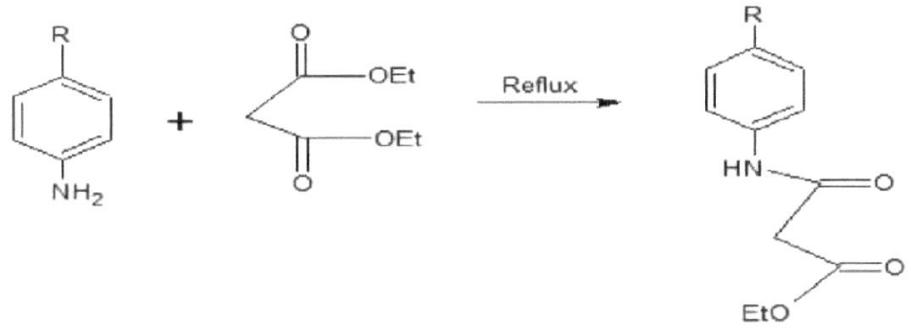

Figura 1. Síntese do etanoato de etil-2-(4-metoxianilino)

2. *Síntese da hidrazida do ácido malonanílico*

A uma solução de etilmalonanilato em etanol, adicionou-se hidrato de hidrazina. A mistura foi agitada durante cerca de 10 minutos, quando a hidrazida ácida se separou e o conteúdo foi deixado durante a noite. O conteúdo foi filtrado e re-cristalizado duas vezes a partir de etanol quente e a hidrazida ácida foi obtida como cristais brancos.Rendimento: 45 %; mp 145°C; IR (KBr) (cm-1): 3301, 3053, 1680, 1634, 1512; H1NMR: 1,2, 2,2-2,5, 7,0-7,46, 8,2 e 9,94; λmax = 410 ESI MS M/Z: 265 a.m.u.

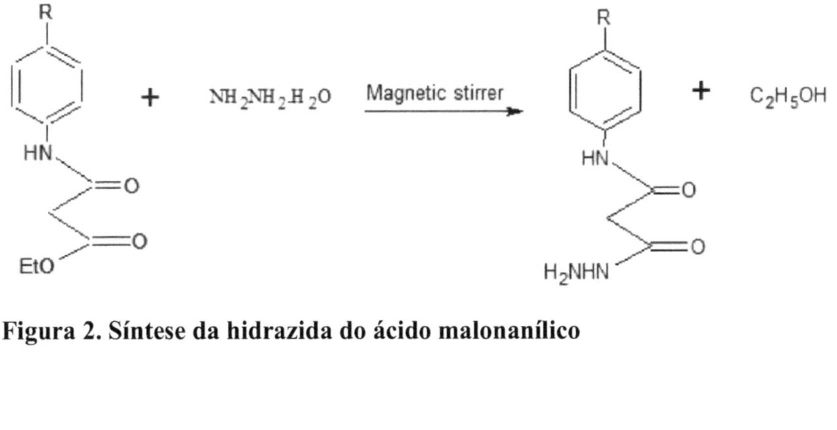

Figura 2. Síntese da hidrazida do ácido malonanílico

3. *Síntese de hidrazonas ácidas substituídas*

A uma solução metanólica de hidrazida ácida adicionou-se o respetivo aldeído/cetona aromático e ácido acético glacial. A mistura foi agitada durante cerca de 10 minutos e depois refluxada durante 5 horas, tendo o conteúdo sido deixado durante a noite. O sólido colorido foi filtrado e recristalizado duas vezes a partir de etanol quente.

Rendimento: 75-90% p.f. 220-260°C, IR (KBr) (cm-1): 3285 (-NH-), 3073, 2960, 1686, 1652, 1606, e 1440 (m);H1NMR: 2.2, 2.52-2.54, 3.7-3.8, 6.8-6.9, 7.4-7.9, 10.0 e 11.33; λmax = 340 ESI MS M/Z: 326.2 a.m.u.

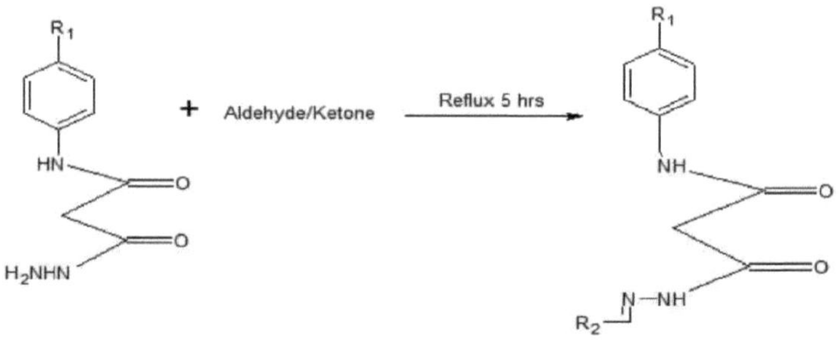

R₁
HN
H₂NHN
O
O
+ Aldehyde/Ketone
Reflux 5 hrs
R₁
NH
O
O
N—NH
R₂

Figura 3. Síntese de hidrazonas ácidas substituídas

4. Síntese de complexos mactocíclicos de Cu (II) de hidrazinacarbotiamida (TSC) (1-6)

Todos os complexos de cobre foram sintetizados de acordo com o método publicado anteriormente [152]. Resumidamente, uma mistura do cloreto de cobre hidratado apropriado em etanol absoluto, da carbohidrazona substituída em etanol absoluto e da hidrazinacarbotiamida em etanol absoluto foi adicionada lentamente com agitação. Após a adição da tiossemicarbazida, a reação foi realizada durante 8 horas sob refluxo. O solvente foi evaporado sob pressão reduzida e o resíduo obtido foi temperado com etanol. O precipitado foi filtrado, lavado com éter e seco no vácuo.

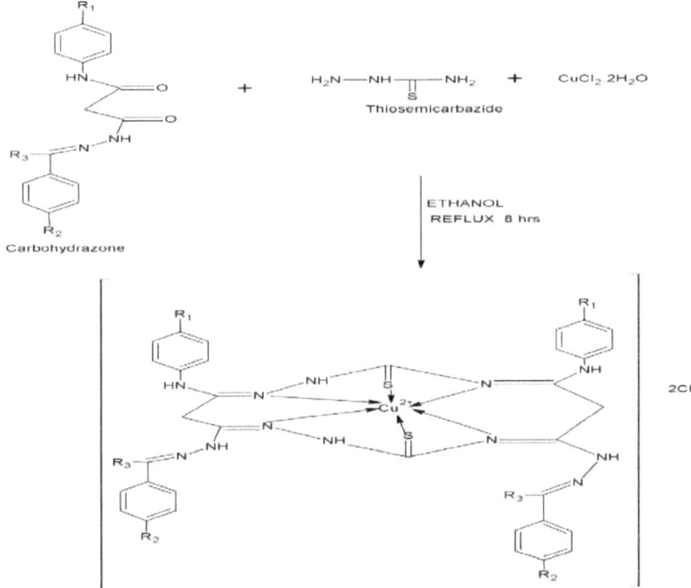

Figura 4. Síntese de complexos macrocíclicos de cobre (II) de **hidrazinacarbotiamida** *através do método do modelo*

1: R1 =-CH3, R2 = -Cl e R3=-H

2: R1 =-CH3, R2 =- OCH3 e R3=-H

3: R1 =-, R2 = -NO3 e R3=-H

4:R1 =--CH3, R2 =--Cl e R3=--CH3

5: R1 =-CH3, R2 = -OCH3 e R3=-CH3

6: R1 =-CH3, R2 =- NO3 eR3=-CH3

1 .*[Cu (p-clbhtsc)2] Cl2; cloreto de bis (p-clorobenzilideno hidrazinocarbotiamida) cobre II*

Rendimento: 75 %; p.f. 210 °C; IR (KBr) (cm-1): 3199, 1591; 1H NMR (TMS) (ppm): 2,45, 9,89, 8,35, 2,2 e 6,7; 13C NMR (CDCl3): 20,43, 38,86-40,11, 55,33, 126,0-129,37, 136,33, 145,32; ESI MS m/z: 735 a.m.u.; Anal. Calcd para [Cu (C37H36N12S2Cl2)]Cl2.2H2O; C = 54,0; H = 6,2; N = 24,2; S = 13,5%.

Encontrado: C = 54,2; H = 6,4 ; N = 24,4; S = 13,7 %; µeff = 1,73-1,75 BM.

2   .*[Cu(pmbhtsc)2]Cl2;cloreto de bis (p-metoxibenzilideno hidrazinecarbotiamida)
cobre II*

Rendimento: 50 %; p.f. 225°C; IV (KBr) (cm-1): 3251, 2979, 1681, 1605, 1088; H1 NMR (TMR) (ppm): 2,4, 9,99, 8,2, 2,1 e 6,8; 13CNMR (CDCl3): 20.45, 39.01-40.26, 119.13, 128.22-129.32, 132.07-133.07; ESI MS: 702.4 (pico observado) outro pico, 518.9, 380, 366, 352, 274, 153 a.m.u.; Anal. Calcd para [Cu (C39H42N12O2S2)]Cl2.2H2O; C = 54,39; H = 6,28; N = 24,8; S = 14,2%. Encontrado: C = 54,50; H = 6,32; N = 25; S = 14,6 %; µeff = 1,73-1,76 BM.

3 . *[Cu (p-nbhtsc)2]Cl2; cloreto de bis (p-nitrobenzilideno hidrazinecarotiamida) cobre II*

Rendimento: 80 %; p.f. 240 °C; IR (KBr) (cm-1): 3254, 1684, 1102, 1604; H1 NMR (TMS) (ppm):3.1-3.07, 2.52, 8.6-8.7, 2.25, 7.0-8.3; 13C NMR (CDCl3): 20.42, 38.88, 40.14, 118.96, 123.78-147.83; ESI-MS: 599.1 (pico doião molecular) outro pico 405, 363, 272, 153 a.m.u; Anal. Calcd para [Cu C37H36N14S2O4)]Cl2.2H2O; C = 56,38; H = 5,86; N =24,89; S = 15,6 %. Encontrado: C = 56,40; H = 5,92; N = 24,92; S = 15,8 %; µeff = 1,73-1,76 BM.

4 . *[Cu (p-clacehtsc)2]Cl2;   cloreto   de   bis   (p-cloroacetofenona hidrazinocarbotiamida) cobre II*

Rendimento: 75 %; p.f. 250 °C; IR (KBr) (cm-1): 3341, 2985, 1683, 1604, 33, 1094; H1 NMR (TMS) (ppm): 1,9-2,0, 2,1- 2,3, 3,2-3,5 e 6,7-7,8; 13C NMR (CDCl3): 14.82, 39.46-40.28, 128-135.76, 150.68; ESI-MS: 751.1 (pico do ião molecular) outro pico 653, 518, 516, 366.1, 289.9 a.m.u; Anal. Calcd para [Cu (C38H38N12S2Cl2)]Cl2.2H2O; C = 54,39; H = 6,28; N = 24,8; S = 14,2%. Encontrado: C = 54,50; H = 6,32; N = 25; S = 14,6 %; µeff = 1,73-1,75 BM.

5 .*Cu   (p-macehtsc)2   ]Cl2;   cloreto   de   bis   (p-metoxiacetofenona hidrazinocarbotiamida) cobre II*

Rendimento: 60 %; p.f. 205 °C; IR (KBr) (cm-1): 3214, 1664, 1600, 1173; H1 NMR

(TMS) (ppm): 2,29, 2,51, 3,86, 6,8-7,0 e 7,7; 13C NMR (CDCl3): 26,27, 44,57, 113,63, 55,45, 129,60-131,45, 162,83; ESI-MS: 545,2 (pico do ião molecular) outro pico 416, 399, 295, 250, 151,1 a.m.u.; Anal. Calcd para [Cu (C40H44N12O2S2)]Cl2.2H2O; C = 54,39; H =6,28; N = 24,8; S = 14,2%. Encontrado: C = 54,50; H = 6,32; N = 25; S = 14,6 %; µeff = 1,73-1,76 BM.

6 .*[Cu (p-nacehtsc)2]Cl2; cloreto de bis (p-nitroacetofenona hidrazinocarbotiamida) cobre II*

Rendimento: 85 % mp 240 °C; IR (KBr) (cm-1): 3342, 2990, 1691, 1605; H1NMR (TMS) (ppm): 2,24, 2,3-2,5, 3,1, 7,0-8,2 e 8,9; 13C NMR (CDCl3): 20.42, 38.86-40.11, 43.81, 118.85-119.09, 123.22-129.15, 163.25-165.67; ESI-MS: 773.2 (pico do ião molecular) 771, 731.2, 508.1, 417.0, 377.1, 274.3, 248 a.m.u;

Anal. Calcd para [Cu(C38H38N14O4S2)]Cl2.2H2O; C = 54,39; H = 6,28; N = 24,8;

S = 14.2%. Encontrado: C = 54,50; H = 6,32; N = 25; S =14,6 %; µeff = 1,73-1,77 BM.

(8) Avaliação farmacológica

Estudo morfológico celular

Para a análise morfológica, as células numa placa de 6 poços foram observadas num microscópio de contraste de fase e fotografadas (Nikon Eclipse Ti, Japão).

1. Atividade anticancerígena in-vitro através de (MTT ASSAY)

A cultura de células em monocamada foi tripsinizada e a contagem de células foi ajustada para $1,0 \times 10^5$ células/ml utilizando DMEM com 10% de FBS. Em cada poço da placa de microtítulo de 96 poços, foi adicionado 0,1 ml da suspensão de células diluídas (aproximadamente 10 000 células). Após 24 h, quando se formou uma monocamada parcial, o sobrenadante foi retirado, a monocamada foi lavada uma vez com meio e foram adicionados 100 µl de diferentes concentrações de fármacos de ensaio à monocamada parcial em placas de microtítulo. As placas foram então incubadas a 37° C durante 3 dias numa atmosfera de 5% de CO2, tendo sido efectuado um exame microscópico e anotadas as observações a cada intervalo de 24 horas. Após 72 h, as soluções de fármaco nos poços foram descartadas e 50 µl de MTT em PBS foram adicionados a cada poço. As placas foram agitadas suavemente e incubadas durante 3 h a 37° C numa atmosfera de 5% de CO2. O sobrenadante foi removido e foram adicionados 100 µl de propanol e as placas foram agitadas suavemente para solubilizar o formazan formado. A absorvância foi medida utilizando um leitor de microplacas a um comprimento de onda de 540 nm. A percentagem de inibição do crescimento foi calculada utilizando a seguinte fórmula e a concentração do fármaco de ensaio necessária para inibir o crescimento celular em 50% (CTC50) é gerada a partir das curvas de dose-resposta para cada linha celular.

$$\% \text{ Growth Inhibition} = 100 - \left[\frac{\text{Mean OD of individual test group}}{\text{Mean OD of control group}} \times 100 \right]$$

A linha celular de carcinoma da mama humano; as células MCF-7 foram obtidas do National Center for Cell Science (NCCS), Pune, Índia. As células foram cultivadas em DMEM suplementado com 10% de FBS, 100U/l de penicilina, 200mg/l de estreptomicina e 50mg/l de gentamicina, mantido a 37°C numa incubadora humidificada a 5% de CO2. Para as experiências, as células foram tripsinizadas e cultivadas em placas de 6 poços (0,2 x 10^6 células/poço) e 96 poços (1,0 x 10^4 /poço), inicialmente durante 48 horas, para permitir a fixação das células. Após 48 h, as células foram expostas a várias concentrações de complexos durante as 48 h seguintes. Cada dose foi testada em pelo menos 3 poços replicados.

2. Atividade antibacteriana in vitro através do (método de difusão em disco)

O efeito antibacteriano in vitro dos ligandos e dos seus complexos de cobre foi avaliado contra duas espécies de bactérias Gram-positivas [Staphylococcus aureus (MTCC 3160) e B. Subtilis (MTCC 1134)] e duas bactérias Gram-negativas [Escherichia coli (MTCC 50), Pseudomonas aeruginosa (MTCC 1034)] pelo método de difusão em disco utilizando um meio de ágar nutriente. As bactérias foram subcultivadas no meio de ágar e incubadas durante 24 h a 37 °C. Os discos com um diâmetro de 5 mm foram então embebidos nas soluções de teste (discos de papel de filtro estéril, What man n.º 1.0) com a quantidade equivalente de complexos de tiossemicarbazida Cu (II) dissolvidos em dimetil sulfóxido estéril (DMSO) a concentrações de 10 mg/mL e foram colocados em placas de Petri num meio adequado previamente semeado com organismos microbianos e armazenados numa incubadora durante 24 horas. A zona de inibição à volta de cada disco foi medida e os resultados registados sob a forma de zonas de inibição (diâmetro, mm). Para esclarecer qualquer efeito do DMSO no rastreio biológico, foram efectuados estudos separados utilizando o DMSO como controlo negativo, que não revelou qualquer atividade contra quaisquer estirpes bacterianas. A tetraciclina foi utilizada como controlo positivo nesta análise antibacteriana.

3. Atividade antioxidante in vitro através do (método DPPH)

A atividade de eliminação de radicais livres (RSA) dos complexos de cobre nas concentrações de 200, 400, 600, 800, 1000 µg/ml foi realizada na presença de uma solução recém-preparada de radical livre estável DPPH (0,04% p/v) de acordo com o método de Hataro, utilizando ácido ascórbico como padrão. Todas as análises de teste foram efectuadas em três triplicados e os resultados são calculados como média. Os resultados em percentagem são expressos como a relação entre a diminuição da absorção de DPPH na presença de compostos de ensaio e a absorção de DPPH na ausência de compostos de ensaio a 517 nm por espetrofotómetro UV-visível. A percentagem de atividade de eliminação do radical livre DPPH foi medida utilizando a seguinte equação

$$\%RSA = \frac{A_C - A_S}{A_C} \times 100$$

Em que, AC = Absorvância do controlo.

AS = Absorvância da amostra para ensaio

RESULTADOS E DISCUSSÃO

Todos os complexos de cobre de **ligandos de hidrazinacarbotiamida** foram sintetizados pelo método do modelo. A carbohidrazona, o cloridrato de tiossemicarbazida e o CuCl2.2H2O foram colocados em proporções molares de 2:2:1 num balão de fundo redondo sobre uma manta de aquecimento. Todos os complexos eram estáveis à atmosfera e tinham pontos de fusão elevados. A análise elementar não excedeu ±0,5 % de C, H e N e os baixos valores de condutância molar de todos os complexos em DMSO à temperatura ambiente indicaram que não são de natureza electrolítica. O teor de azoto dos complexos foi determinado utilizando o método de Kjeldahl. No entanto, não foi possível obter um único cristal adequado para estudos de cristalografia de raios X devido à natureza amorfa do composto sintetizado. Todos os complexos são completamente solúveis em DMF, DMSO e etanol, mas insolúveis em água. O teor de cobre do complexo foi determinado pelo método de titulação com EDTA.

1   Atividade citotóxica dos complexos macrocíclicos de cobre do ligando hidrazinocarbotiamida

Todos os complexos macrocíclicos de Cu (II) sintetizados foram avaliados quanto à sua eficácia contra a linha celular de cancro da mama humano MCF-7 utilizando o ensaio de citotoxicidade MTT. Para efeitos de comparação, a citotoxicidade do Tamoxifeno, um medicamento padrão contra o cancro da mama, foi avaliada nas mesmas condições experimentais. O medicamento padrão contra o cancro da mama, o tamoxifeno, foi utilizado como controlo positivo. A linha celular MCF-7 (carcinoma da mama humano) foi adquirida no National Centre for Cell Sciences (NCCS), Pune, Índia. As células de estoque foram cultivadas em DMEM suplementado com 10% de soro bovino fetal inativado (FBS), penicilina (100 UI/ml), estreptomicina (100 µg/ml) e anfotericina B (5 µg/ml) em uma atmosfera umidificada de 5% de CO2 a 37° C até confluente. As células foram dissociadas com solução TPVG (0,2% de tripsina, 0,02% de EDTA, 0,05% de glucose em PBS). As culturas de reserva foram cultivadas em frascos de cultura de 25 cm^2 e todas as experiências foram efectuadas em 96 placas de microtítulo (Tarsons India Pvt. Ltd., Kolkata, Índia). Os complexos de Cu (II) sintetizados de ligandos de hidrazina-carbotiamida foram avaliados quanto à sua eficácia contra a linha celular de cancro da mama humano MCF-7 utilizando o ensaio de citotoxicidade MTT. Os valores da viabilidade celular foram calculados depois de os compostos testados terem sido incubados durante 48 horas. Os valores de CTC 50 foram calculados utilizando o ensaio MTT, como se mostra na tabela 4. Os valores da viabilidade celular foram calculados depois de os compostos testados terem sido incubados durante 48 h. Os valores de CTC50 foram calculados utilizando o ensaio MTT, como se mostra na Tabela 1. A ordem da atividade citotóxica foi a seguinte: p-cloroacetofenona>pnitroacetofenona>p-metoxi benzaldeído > p-cloro benzaldeído >p-nitro benzaldeído>p-metoxi acetofenona hidrazina carbotiamida. Os resultados obtidos indicam que a atividade dos complexos aumenta com a presença de grupos volumosos ligados ao N4 do ligando. Verificou-se que os complexos têm alta atividade da ordem de 10 µmol/L, sugerindo assim que a complexação do ligante ao Cu (II) pode ser uma boa estratégia para obter agentes antitumorais. A semelhança nos valores de CTC50 para os complexos de Cu (II) é uma evidência a favor do mesmo mecanismo de ação bioquímica. De facto, existem vários relatos na literatura de que os complexos de Cu (II) de derivados de hidrazina-carbotiamida são capazes de se ligar ao ADN *in* vitro [153] e apresentam uma maior capacidade de formar ligações cruzadas entre cadeias, em comparação com a cisplatina. Os complexos macrocíclicos de cobre (II) 1-6 foram analisados quanto à sua potencial atividade anticancerígena/citotóxica, como se mostra na Tabela 1, utilizando o ensaio MTT.

Tabela 1 . Atividade citotóxica in vitro dos complexos macrocíclicos de cobre (II) 1-6

S.N.	Composto	Substituições			Valor CT50 (µg/ml)
		-Ri	-R2	-R3	
1.	[Cu(C37H36N12S2Cl2)]Cl2	-CHs	-Cl	-H	106.67±5.8

2.	[Cu(C39H42N12S2O2)]Cl2	-CH3	-OCH3	-H	106.66±5.6
3.	[Cu(C37H36N14S2O2)]Cl2	-CH3	-NO3	-H	106.62±5.4
4.	[Cu(C38H38N12S2Cl2)]Cl2	-CH3	-Cl	-CH3	106.64±5.4
5.	[Cu(C40H44N12S2O2]Cl2	-CH3	-OCH3	-CH3	106.65±5.5
6.	[Cu(C38H38N14S2O4)]Cl2	-CH3	-NO3	-CH3	106.63±5.4

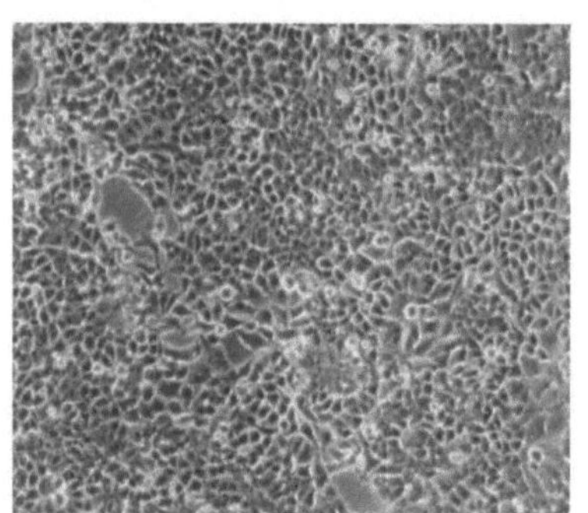
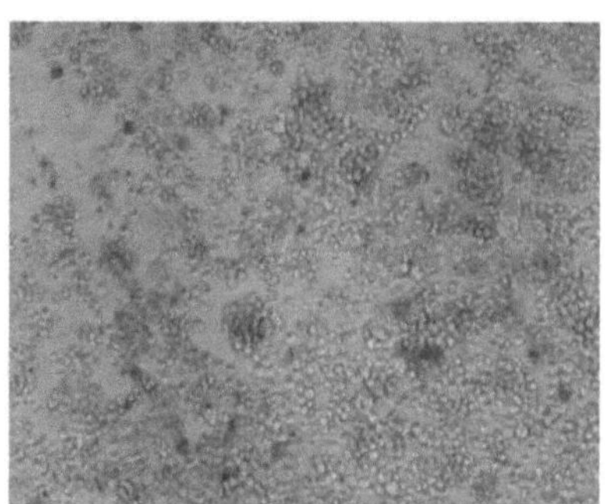

Fig.5(a) Controlo mostrando células de cancro da mama humano MCF-7 não tratadas (b) Atividade citotóxica do Complexo 1 a 10 μmol/L

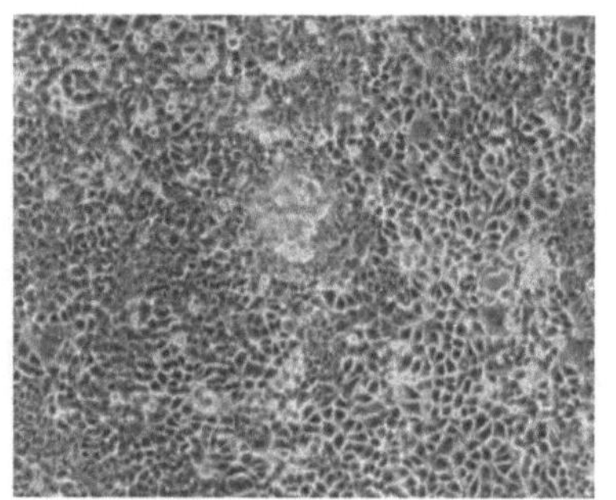
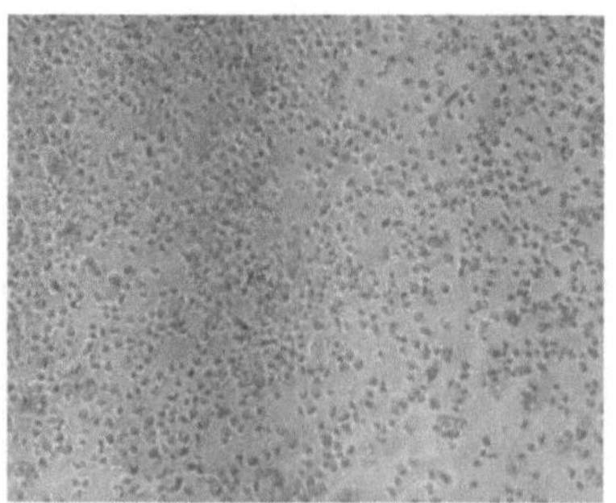

Fig.6 (a) Controlo mostrando células de cancro da mama humano MCF-7 não tratadas (b) Atividade citotóxica do Complexo 2 a 10 μmol/L

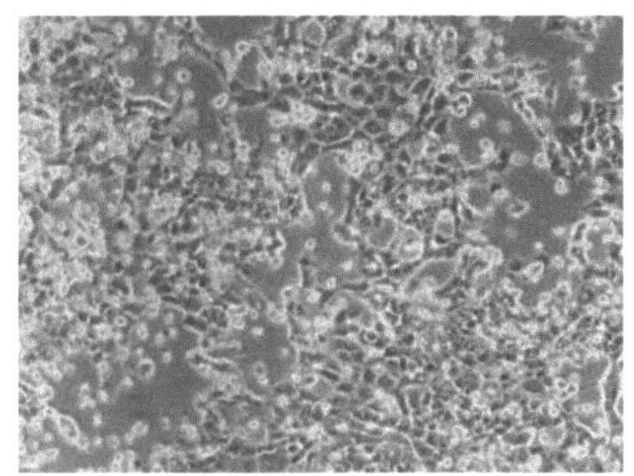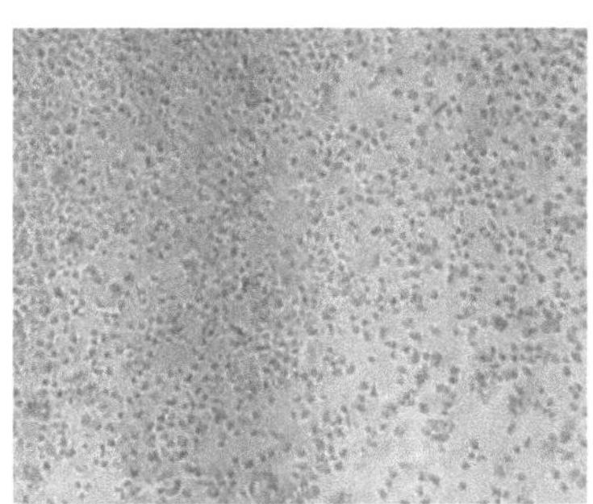

Fig.7(a) Controlo mostrando células de cancro da mama humano MCF-7 não tratadas (b) Atividade citotóxica do Complexo 3 a 10 μmol/L

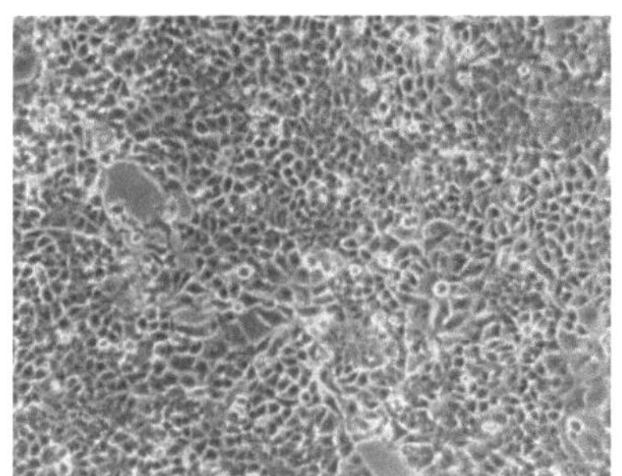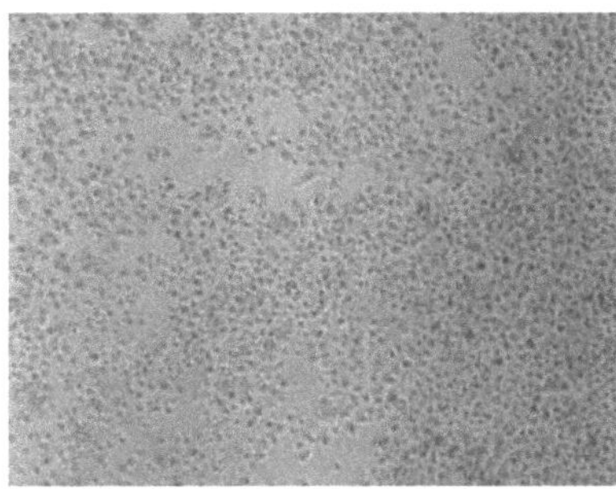

Fig.8(a) Controlo mostrando células de cancro da mama humano MCF-7 não tratadas (b) Atividade citotóxica do Complexo 4 a 10 μmol/L

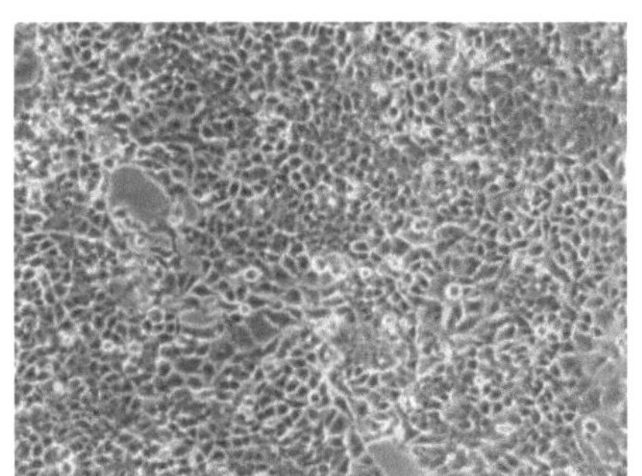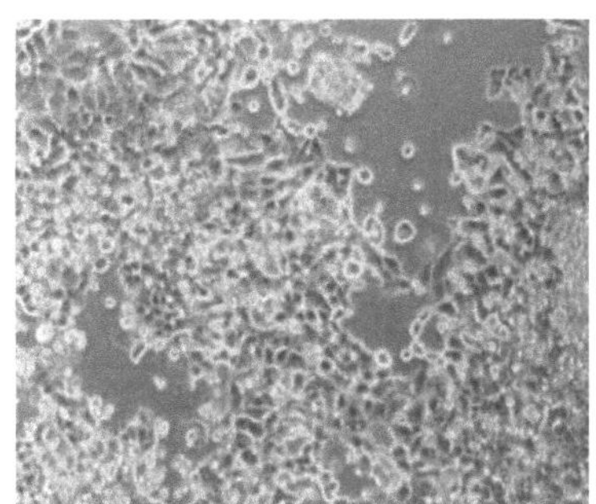

Fig.9(a) Controlo mostrando células de cancro da mama humano MCF-7 não tratadas (b) Atividade citotóxica do Complexo 5 a 10 μmol/L

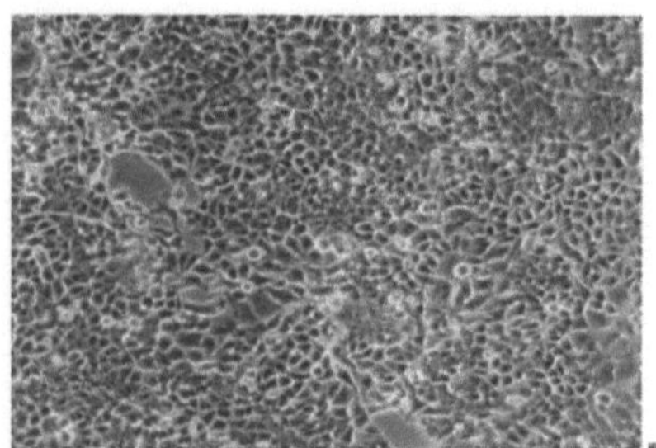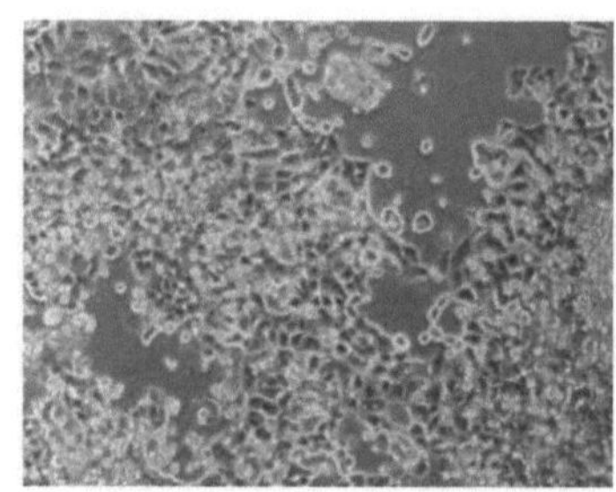

Fig.10 (a) Controlo mostrando células de cancro da mama humano MCF-7 não tratadas (b) Atividade citotóxica do Complexo 6 a 10 µmol/L

2 . Atividade antibacteriana in-vitro através do método de difusão em disco

Os seis complexos de cobre (II) de ligandos hidrazinocarbotiamida foram também avaliados quanto à sua potencial atividade antibacteriana contra *B. subtilis, S. aureus, E. coli* e *P. aeruginosa*. A Tabela 5 destaca a zona de inibição da atividade antibacteriana dos complexos a-f contra *B. subtilis, S. aureus* e *E. coli*, conforme observado pelo método de difusão em disco. A elevada atividade antibacteriana dos complexos de cobre (II) pode dever-se à coordenação e quelação que tendem a fazer com que os complexos de cobre actuem como agentes bacteriostáticos potentes e poderosos, inibindo assim o crescimento das bactérias. Num complexo, a carga positiva do cobre é parcialmente partilhada com os átomos doadores presentes nos ligandos e pode haver deslocalização de electrões π em todo o quelato. O aumento da atividade dos quelatos metálicos pode ser explicado com base na teoria da quelação. A Tabela 2 revelou que todos os complexos de cobre (II) apresentam uma atividade significativa contra as duas bactérias gram positivas e as duas bactérias gram negativas testadas. As ordens de atividade antibacteriana dos complexos contra a *E. coli* são as seguintes Composto 2 > Composto a1> Composto 6 > Composto 4 > Composto 3 > Composto 5. As ordens de atividade antibacteriana dos complexos contra a *P. Aerogenosa* são as seguintes Composto 2 > Composto 1 > Composto 4 > Composto 3 > Composto 5> Composto 6. As ordens de atividade antibacteriana dos complexos contra a *B. subtilis* são as seguintes Composto 2 = Composto 6>

Composto 3> Composto 1 > Composto 4> Composto 5. As ordens de atividade antibacteriana dos complexos contra o *S. aerous* são as seguintes Composto 1> Composto 2> Composto 4> Composto 3 = Composto 6> Composto 5. Todos os complexos de cobre (II) mostraram uma menor atividade antibacteriana em comparação com o medicamento padrão tetraciclina.

Tabela 2. Atividade antibacteriana in vitro dos complexos de Cu (II) dos complexos macrocíclicos de cobre (II) contra estirpes bacterianas gram positivas e gram negativas

S.N.	Composto	Zona de inibição (em mm) e Concentração 10 mg/ mL de diferentes estirpes bacterianas			
		E. coli	P. aerogenosa	B. Subtilis	S. aureus
1.	[Cu(C37H36N12S2Cl2)] Cl$_2$	16	12	10	17
2.	[Cu(C39H42N12S2O2)] Cl2	18	14	13	13
3.	[Cu(C37H36N14S2O2)] Cl2	6	10	11	6
4.	[Cu(C38H38N12S2Cl2)] Cl2	11	11	6	10
5.	[Cu(C40H44N12S2O2)] Cl2	5	6	5	5
6.	[Cu(38H38N12S2O4] Cl2	13	5	13	6
7.	Tetraciclina (medicamento padrão)	17	20	21	30

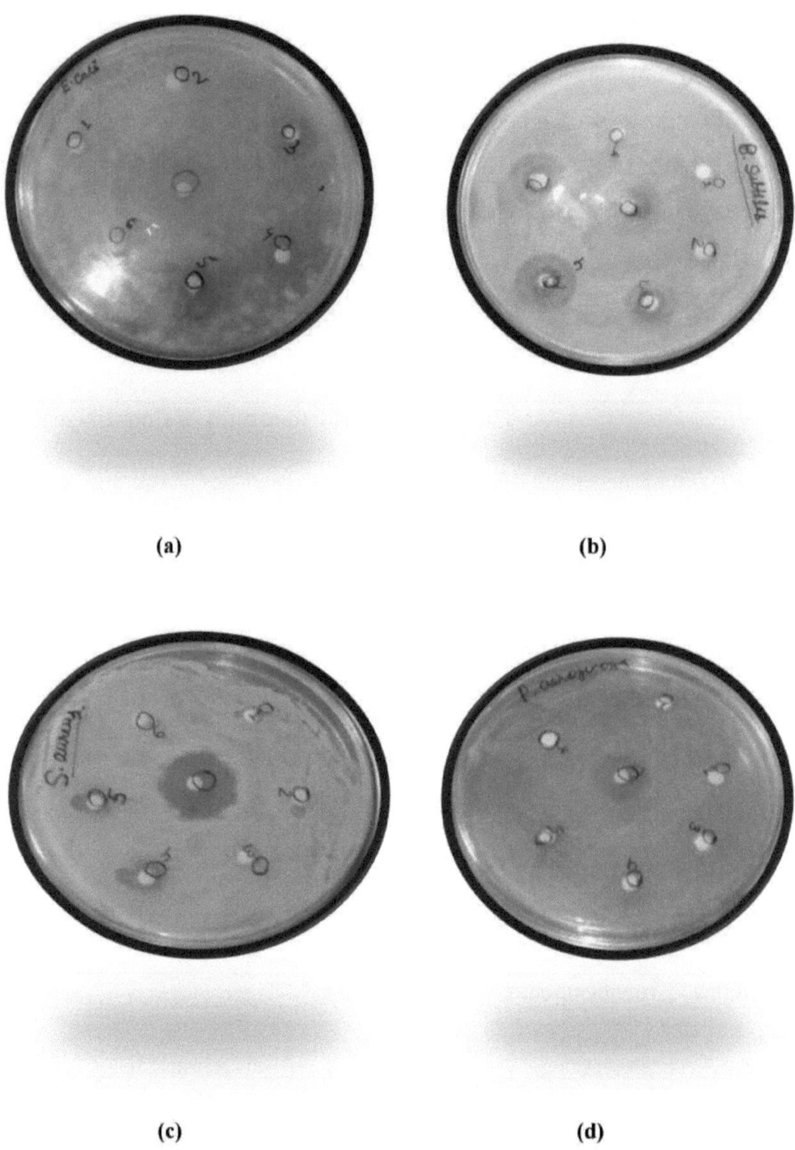

(a)   (b)

(c)   (d)

Figura 11. (a) Atividade antibacteriana in vitro dos compostos contra *E. coli*

(b)   Atividade antibacteriana invitro de compostos contra *B. subtilis*

(c)   Atividade antibacteriana in vitro dos compostos contra *S. aureus*

(d)   Atividade antibacteriana in vitro dos compostos contra *P. aeroginosa*

3. Atividade antioxidante in-vitro dos complexos macrocíclicos de cobre (II) através do ensaio de eliminação do radical livre DPPH

A solução metanólica de DPPH e os complexos de cobre foram estudados e comparados com o ácido ascórbico padrão. Inicialmente, os ligandos livres mostraram uma atividade DPPH negligenciável, mas após a complexação com iões de cobre, a atividade dos complexos aumentou significativamente. Todos os complexos de cobre mostraram uma atividade comparável ou ligeiramente inferior à do padrão (ácido ascórbico). O composto 5 apresentou uma atividade DPPH significativamente mais elevada, seguido dos compostos 2, 3, 4, 1 e 6. Dos resultados acima referidos, pode concluir-se que os efeitos de eliminação dos complexos de Cu (II) se devem à quelação dos ligandos da base de Schiff NNS com os iões cúpricos.

Tabela 3. Efeito de eliminação de radicais livres *in-vitro* de todos os compostos pelo método de eliminação de DPPH.

S.N.	% de sequestro (média ± SEM) da triplicação				
	Composto	200 µg/ml	400 µg/ml	800 µg/ml	1000 µg/ml
1	[Cu(C37‰N12S2Cl2)]Cl2	42.52 ± 0.028	45.55 ± 0.084	46.32 ± 0.151	48.72 ± 0.116
2	[Cu(C39H42N12S2O2)]Cl2	50.61 ± 0.056	53.85 ± 0.038	54.68 ± 0.036	58.68 ± 0.056
3	[Cu(C37‰N14S2O2)]Cl2	28.22 ± 0.083	31.24 ± 0.177	33.65 ± 0.200	40.62 ± 0.092
4	[Cu(C38‰N12S2Cl2)]Ch	33.19 ± 0.036	36.96 ± 0.023	37.69 ± 0.092	42.68 ± 0.096
5	[Cu(C40H44N12S2O2)]Cl2	36.16 ± 0.046	35.96 ± 0.024	36.14 ± 0.044	35.94 ± 0.022
6	[Cu(C38‰N14S2O4)]Cl2	38.18 ± 0.082	37.18 ± 0.079	37.46 ± 0.093	38.10 ± 0.084

A atividade antioxidante de todos os complexos de cobre (II) é apresentada na tabela 3. A ordem das actividades antioxidantes de todos os complexos é a seguinte Composto 5 > Composto 2 > Composto 4 > Composto 1> Composto 3>Composto 6 Todos os complexos mostraram a maior atividade antioxidante na concentração 1000 µg/ml. À medida que aumentamos a concentração dos fármacos, a atividade dos complexos também aumentou. Os complexos de cobre (II) testados exibiram atividade antioxidante significativa, mas menor que o controle (ácido ascórbico). Os resultados revelaram que o composto e apresentou maior atividade antioxidante em comparação com outros complexos de Cu (II).

Caracterização espectroscópica

Espectros FT-IR

Após a coordenação, foram observadas alterações nos números de onda v (C=S), v(C=N) e v (N-H), em comparação com os valores encontrados para a tiossemicarbazona, para os complexos 1-6. Verificou-se que são consistentes com a coordenação tridentada dos derivados da tiossemicarbazona através dos átomos de enxofre tiolato e de azoto azometina [153]. A ocorrência da banda v (N-N) em frequências mais elevadas nos espectros de IV dos complexos, em comparação com as observadas para os ligandos, confirmou a coordenação através do átomo de azoto azometino [154]. As bandas v (C=S) a 801-860 cm-1 deslocaram-se para a gama (782-786) cm-1 nos complexos, indicando assim a coordenação através do átomo de enxofre. Estas deslocações para frequências mais baixas foram consideradas consistentes com a desprotonação e a formação de uma ligação simples C-S [155]

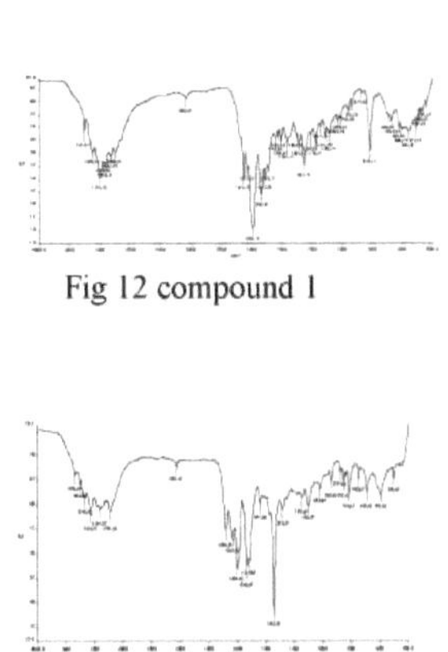

Fig 12 compound 1

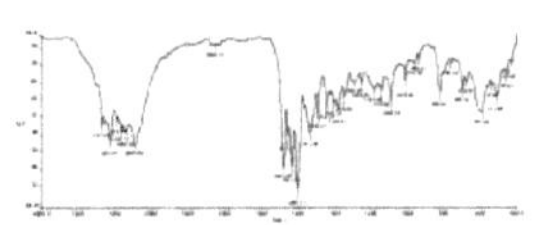

Fig 13 compound 2

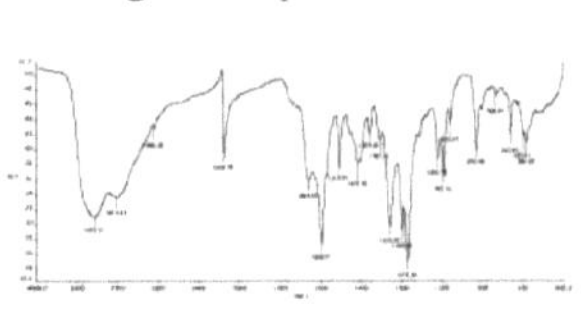

Fig 14 compound 3

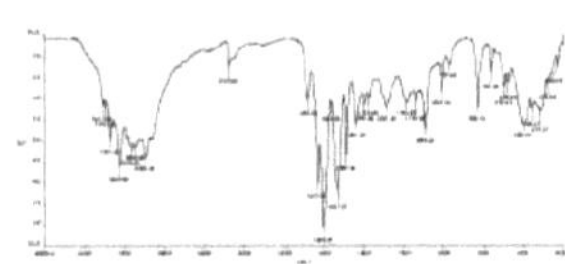

Fig 15 compound 4

Fig 16 compound 5

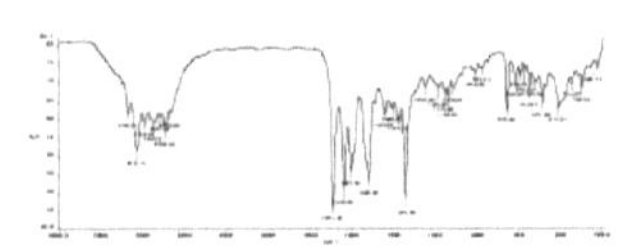

Fig 17 compound 6

Espectros de 1HNMR

Os espectros 1HNMR dos complexos foram obtidos em CDCl3 à temperatura ambiente utilizando TMS como padrão interno. A região aromática mostrou um singleto nítido a δ 7,40 ppm atribuído aos protões de fenilo e um singleto a δ2,55 ppm devido aos protões de metilo. O protão O-H de um grupo fenólico apresentou um singleto acentuado a δ11,47 ppm. Os multipletos observados na região de 0,81-7,93 ppm foram atribuídos aos protões do anel aromático da carbohidrazona e da porção tiossemicarbazida [1O0]. Os espectros H1NMR dos complexos metálicos mostraram sinais correspondentes a -CH3. -NH2, -NH (hidrazona) e protões -OH a 2,28 (5. 3H). 7,40-7,48 (M. 3H). 8.0O9-8.38 (2H). 10,09 (s. 1H) e 11,83 (s. 1H). respetivamente. O espetro de RMN dos quelatos metálicos confirmou a participação do grupo -NH2 e do grupo imino -NH na coordenação com os iões metálicos. Alguns valores de δ dos átomos de hidrogénio não foram observados com precisão devido à sobreposição com os sinais dos átomos de hidrogénio aromáticos do ligando

31

carbohidrazona. A integração 1HNMR e a multiplicidade de sinais estavam de acordo com as estruturas propostas. Nos espectros de RMN de 1HN dos complexos, um elevado desvio de frequência de Ca (0,13 ppm), para os átomos de hidrogénio metil (C-CH3), em comparação com os espectros das tiossemicarbazonas, confirmou a coordenação através do átomo de azoto azometino. Os dados obtidos a partir dos espectros electrónicos dos complexos em soluções de CH2Cl2 foram apresentados na secção experimental.

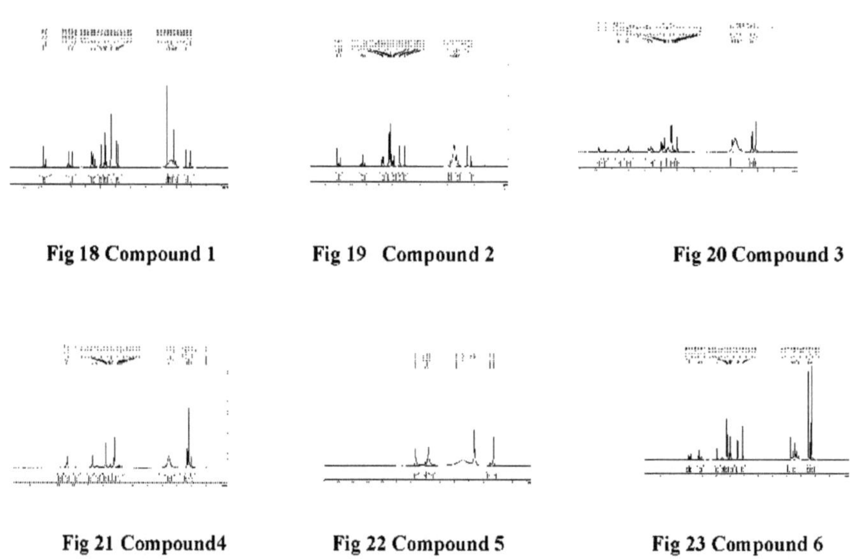

| Fig 18 Compound 1 | Fig 19 Compound 2 | Fig 20 Compound 3 |
| Fig 21 Compound4 | Fig 22 Compound 5 | Fig 23 Compound 6 |

Espectros electrónicos

Os espectros electrónicos dos complexos de Cu (II) apresentam bandas na gama de 15,270 16,680 cm-1 e 18,200-19,200 cm-1, respetivamente, correspondentes às transições

Espectros de 13CNMR

Os espectros de RMN de 13CN dos complexos macrocíclicos de Cu (II) sintetizados indicaram novas ressonâncias a 20,43, 20,45, 20,42 (-CH3), 126-129,37, 128,22-129,32, 123,78147,83 (Ar-C), 119,06, 119,13, 118,9 (C=N) e 38,86-40,11, 39,01-40,26, 38,88 correspondentes aos respectivos complexos 1-6.

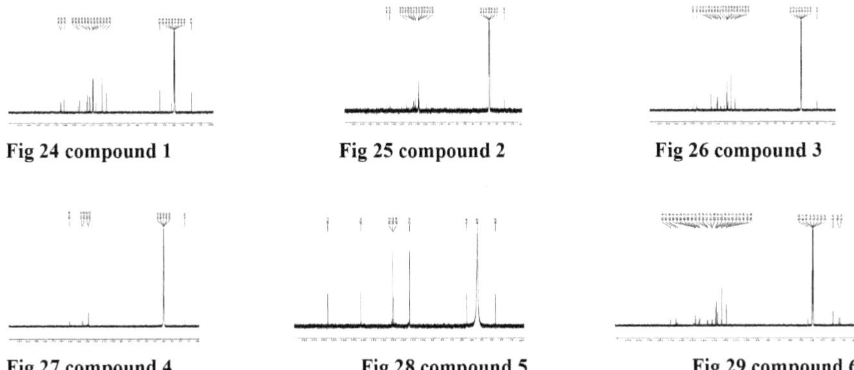

Fig 24 compound 1

Fig 25 compound 2

Fig 26 compound 3

Fig 27 compound 4

Fig 28 compound 5

Fig 29 compound 6

CONCLUSÃO

Embora o cobre tenha uma longa história de aplicações médicas, os compostos de coordenação de cobre(I,II) só foram investigados como potenciais agentes antiproliferativos nas últimas décadas, particularmente após a descoberta da cisplatina, o medicamento anticancerígeno mais utilizado. O cobre, utilizado como cofator essencial numa série de enzimas e processos fisiológicos, pode ser menos tóxico do que os metais não essenciais, como a platina. Recentemente, um grande número de complexos de cobre foi testado como agentes citotóxicos, tendo-se verificado que possuem uma atividade antitumoral em vários testes in vitro (em linhas de células cancerosas em cultura) e em algumas experiências in vivo (em modelos de tumores murinos). De acordo com a literatura, está bem estabelecido que a química de coordenação do cobre, frequentemente enriquecida pelo comportamento redox flexível do Cu(I/II), tem ainda um enorme potencial para a conceção de fármacos antiproliferativos à base de cobre mais potentes e menos tóxicos. Os complexos de cobre foram inicialmente testados com uma visão de comportamento análogo à cisplatina e, consequentemente, a sua interação com ácidos nucleicos foi amplamente investigada. A literatura revela que o DNA não representa o principal e/ou único alvo biológico para esta classe de complexos metálicos. Com o passar do tempo, tornou-se claro que os compostos de cobre podem atuar por diferentes mecanismos. Com efeito, para além da ligação ao ADN, da intercalação e da atividade de clivagem, foi descrita a atividade mimética da SOD, bem como a geração de ROS por redox-ciclo, que conduzem a uma lesão celular oxidativa. Em geral, estes eventos moleculares intracelulares desencadeiam a morte das células cancerosas através de um mecanismo apoptótico. Além disso, foi demonstrada uma regulação negativa das proteínas antiapoptóticas (Bcl-2 e Bcl-XL) em células cancerosas humanas tratadas com compostos de cobre. Por outro lado, mais recentemente, foi evidenciada uma forma não apoptótica de morte celular programada (paraptose) em células cancerosas humanas tratadas com complexos de cobre(I) e cobre(II). Esta observação é muito estimulante porque sugere a capacidade de desencadear a morte celular mesmo em células cancerosas com múltiplos defeitos na via apoptótica normal como, por exemplo, as células resistentes à cisplatina. Embora estudos recentes estejam a tentar obter mais informações mecanicistas, é evidente que, até à data, existe muito pouca compreensão da base molecular dos mecanismos subjacentes à ação destas classes de compostos de cobre. Os esforços neste sentido poderiam fornecer informações adicionais úteis para a conceção de medicamentos de cobre de "segunda geração" com melhor seletividade e maior eficácia antitumoral. Outros estudos implicariam o estudo do efeito citotóxico *in vitro* dos complexos contra outras linhas de células cancerosas, como as do pulmão, do cólon, do ovário, etc., seguido de estudos *in vivo* em modelos animais, bem como do efeito *in vitro* dos complexos em várias linhas de células normais. São necessários estudos mais pormenorizados para compreender os mecanismos de ação a nível celular e o papel do metal. O encolhimento e o arredondamento das células, a rutura da membrana, a condensação da cromatina e a fragmentação nuclear são características importantes da apoptose. No nosso estudo, foram observadas alterações morfológicas proeminentes, que estão associadas à apoptose, nomeadamente o arredondamento das células vivas, o encolhimento das células e a fragmentação nuclear, quando a linha celular de cancro da mama MCF-7 foi tratada com os complexos macrocíclicos de Cu (II) durante 10 h. Os dados apresentados neste livro poderão constituir um guia útil para os químicos medicinais que trabalham nesta área. A investigação dos dados de rastreio antibacteriano revelou que os complexos 1-6 exibiram uma atividade antibacteriana significativa contra *B. subtilis*, *S. aureus* e *E. coli*. Verificou-se que todos os complexos possuíam uma potente atividade antioxidante na ordem dos 80-90% quando analisados quanto à sua atividade de eliminação de radicais contra DPPH . Muitas das doenças actuais são consideradas como devidas a um equilíbrio deficiente do fenómeno homeostático pró-oxidante-antioxidante no organismo. As condições pró-oxidantes dominam, quer devido ao aumento da produção de radicais livres provocado por um stress oxidativo excessivo, quer devido a uma fraca eliminação no organismo causada pela depleção dos antioxidantes alimentares. As espécies reactivas de oxigénio diferem significativamente nas suas interacções e podem causar danos celulares extensos, como a cisão de cadeias de ácidos nucleicos, a modificação de polipéptidos, a peroxidação lipídica, etc. Os antioxidantes são a primeira linha de defesa contra os danos causados pelos radicais livres e são essenciais para manter uma saúde óptima. A necessidade de antioxidantes torna-se ainda mais crítica com o aumento da exposição aos radicais livres. Como parte de um estilo de vida saudável e de uma dieta equilibrada e saudável, a suplementação com antioxidantes é agora reconhecida como um meio importante de melhorar a proteção contra os radicais livres. Os ligandos macrocíclicos de **hidrazinacarbotiamida** são muito importantes na química bioinorgânica, na catálise e na extração de iões metálicos, etc. Os ligandos macrocíclicos em complexos com iões de metais de transição apresentam algumas propriedades interessantes e funções biológicas, como modelos para sistemas de metaloproteinase e transportadores de oxigénio. Tendo em conta estes factos e na continuação do nosso trabalho de investigação, o presente livro relata a síntese, caraterização e avaliação da atividade biológica de complexos de cobre macrocíclicos derivados da condensação de carbohidrazona com **hidrazinacarbotiamida** e sal de cloreto de cobre hidratado. Estes complexos têm o potencial de emergir como candidatos principais para o desenvolvimento de medicamentos, se forem estudados e seleccionados para os seus efeitos *in vivo*.

Referências

[1] Hambley, T.W. Metal-Based Therapeutics. Science, 2007, 318 (5855), 13921393.

[2] Sigel, H. Metal Ions in Biological Systems. M. Dekker, Inc.: Nova Iorque, 1980; Vol. II.

[3] Kepler, B.K. Metal Complexes in Cancer Chemotherapy. VCH, Weinheim, 1993.

[4] Guo, Z.; Sadler, P.J. Metais em medicina. Angew. Chem. Int. Ed. Engl., 1999, 38(11), 1512-1531.

[5] Gielen, M.; Tiekink, E.R.T. Metallotherapeutic Drugs and Metal Based Diagnostic Agents, The Use of Metals in Medicine. Wiley: Chichester, 2005.

[6] Zhang, C.X.; Lippard, S.J. New metal complexes as potential therapeutics. Curr. Opin. Chem. Biol, 2003, 7(4), 481-489.

[7] Sessler, J.L.; Doctrow, S.R.; McMurry, T.J.; Lippard, S.J. Medicinal Inorganic Chemistry. ACS: Washington, D.C., 2003.

[8] Kelland, L.R. Preclinical perspectives on platinum resistance (Perspectivas pré-clínicas sobre a resistência à platina). Drugs, 2000, 59, 1-8.

[9] Petering, D.H. Complexos de cobre carcinostáticos. Met. Ions Biol. Syst., 1980, 11, 197-229.

[10] Frausto da Silva, J.J.R.; Williams, R.J.P. The Biological Chemistry of the Elements. Clarendon: Oxford, 1991.

[11] Linder, M.C. Biochemistry of Copper (Bioquímica do Cobre). Plenum Press: Nova Iorque, 1991.

[12] Halliwell, B.; Gutteridge, J.M. Role of free radicals and catalytic metal ions in human disease: an overview. Methods Enzymol, 1990, 186, 1-85.

[13] Aust, S.D.; Morehouse, L.A.; Thomas, C.E. Role of metals in oxygen radical

reactions. J. Free Radic. Biol. Med., 1985, 1(1), 3-25.

[14] Turnlund, J.R.; Keyes, W.R.; Anderson, H.L.; Acord, L.L. Copper absorption and retention in young men at three levels of dietary copper by use of the stable isotope copper-65. Am. J. Clin. Nutr., 1989, 49(5), 870-878.

[15] Wang, T.; Guo, Z.J. O cobre na medicina: Homeostasia, terapia de quelação e conceção de fármacos antitumorais. Curr. Med. Chem., 2006, 13(5), 525-537.

[16] Daniel, K.G.; Harbach, R.H.; Guida, W.C.; Dou, Q.P. Doenças de armazenamento de cobre: Menkes, doença de Wilson e cancro. Front. Biosci., 2004, 9, 2652-2662.

[17] Goodman, V.L.; Brewer, G.J.; Merajver, S.D. A deficiência de cobre como estratégia anticancerígena. Endocr.-Relat. Cancer, 2004, 11(2), 255- 263.

[18] Omae, I. Tintas antivegetativas à base de organoestanho e suas alternativas. Appl. Organomet. Chem., 2003, 17(2), 81-105.

[19] Theophanides, T.; Anastassopoulou, J. Copper and carcinogenesis. Crit. Rev. Oncol. Hematol., 2002, 42(1), 57-64

[20] Burkitt, M.J. Copper-DNA adducts. Methods Enzymol, 1994, 234, 66-79

[21] Kagawa, T.F.; Geierstanger, B.H.; Wang, A.H.J.; Ho, P.S. Modificação covalente de bases de guanina em ADN de cadeia dupla. A estrutura 1.2-.ANG. Estrutura Z-DNA de d(CGCGCG) na presença de cloreto de cobre(II). J. Biol. Chem., 1991, 266(30), 20175-20184

[22]] Frausto da Silva, J.J.R.; Williams, R.J.P. A química biológica dos elementos. A química inorgânica da vida. Oxford: Clarendon Press, 1994.

[23] Koppenol, W.H. O ciclo de Haber-Weiss - 70 anos depois. Redox Rep., 2001, 6(4), 229-234.

[24] Galaris, D.; Evangelou, A. The role of oxidative stress in mechanisms of metal-induced carcinogenesis. Crit. Rev. Oncol. Hematol., 2002, 42(1), 93-103.

[25] Valko, M.; Morris, H.; Cronin, M.T.D. Metais, toxicidade e stress oxidativo.

Curr. Med. Chem., 2005, 12(10), 1161-1208.

[26] . Primik MF, Go ″schl S, Jakupec MA, Roller A, Keppler BK, et al. (2010) Relações estrutura-atividade de complexos de cobre(II) altamente citotóxicos com ligandos de indolo[3,2-c]quinolina modificados. Inorg Chem 49: 11084-11095.

[27] . Espinal-Enriquez J, Hernândez-Lemus E, Mejia C, Ruiz-Azuara L (2015) A análise de rede mostra novos mecanismos moleculares de ação para a quimioterapia à base de cobre. Front Physiol 6: 406.

[28] . Krajciovà D, Melnik M, Havrânek E, Forgàcsovà A, Mikus P (2014) Compostos de cobre em medicina nuclear e oncologia. J Coord Chem 67: 1493-1519.

[29] . Marzano C, Pellei M, Tisato F, Santini C (2009) Complexos de cobre como agentes anticancerígenos

agentes. Anticancer Agents Med Chem 9: 185-211.

[30] . Paterson BM, Donnelly PS (2011) Complexos de cobre de bis(tiossemicarbazonas): de quimioterapêuticos a radiofármacos de diagnóstico e terapêuticos. Chem Soc Rev 40: 3005-3018.

[31] . Ruiz-Azuara L, Bravo-Gómez ME (2010) Compostos de cobre na quimioterapia do cancro. Curr Med Chem 17: 3606-3615.

[32] . Santini C, Pellei M, Gandin V, Porchia M, Tisato F, et al. (2014) Avanços em complexos de cobre como agentes anticancerígenos. Chem Rev 114: 815-862.

[33] . Tan SJ, Yan YK, Lee PP, Lim KH (2010) Compostos de cobre, ouro e prata como potenciais novos metalodrogas antitumorais. Future Med Chem 2: 1591-1608.

[34] . Tardito S, Marchiò L (2009) Compostos de cobre em estratégias anticancerígenas. Curr Med Chem 16: 1325-1348.

[35] Hedley D, Shamas-Din A, Chow S, Sanfelice D, Schuh AC, et al. (2016) Um estudo de fase I de elesclomol sódico em pacientes com leucemia mieloide aguda. Leuk Lymphoma 57: 2437-2440.

[36] NIH Elesclomol Sódico e Paclitaxel no Tratamento de Pacientes com Cancro

Epitelial do Ovário Recorrente ou Persistente, Cancro das Trompas de Falópio ou Cancro Peritoneal Primário. https://clinicaltrials.gov/ct2/show/NCT00888615?term=Ele sclomol&rank=3

37.1.Hasinoff BB, Yadav AA, Patel D, Wu X (2014) A citotoxicidade do medicamento anticancerígeno elesclomol deve-se ao stress oxidativo indiretamente mediado pelo seu complexo com Cu(II). J Inorg Biochem 137: 22-30.

1.2. Hasinoff BB, Wu X, Yadav AA, Patel D, Zhang H, et al. (2015) Mecanismos celulares da citotoxicidade do medicamento anticancerígeno elesclomol e do seu complexo com Cu(II). Biochem Pharmacol 93: 266-276.

1.3. Blackman RK, Cheung-Ong K, Gebbia M, Proia DA, He S, et al. (2012) O transporte de electrões mitocondriais é o alvo celular do medicamento oncológico elesclomol. PLoS One 7: e29798.

1.4. Kirshner JR, He S, Balasubramanyam V, Kepros J, Yang CY, et al. (2008) Elesclomol induz a apoptose de células cancerígenas através do stress oxidativo. Mol Cancer Ther 7: 2319-2327.

41. Ruiz-Azuara L, Bastian G, Bravo-Gómez ME, Canas RC, Flores-Alamo M, et al. (2014) Resumo CT408: Estudo de fase I de um composto misto de quelatos de cobre (II), Casiopeina CasIIIia com atividade antitumoral e o seu mecanismo de ação. Cancer Res 74: CT408-CT408.

42. Licona C, Spaety ME, Capuozzo A, Ali M, Santamaria R, e al. (2017) Um composto anticancerígeno de ruténio interage com histonas e tem um impacto diferente nas vias epigenéticas e de morte em comparação com a cisplatina. Oncotarget 8: 2568-2584.

43. Fu D, Finney L (2014) Metalloproteomics: desafios e perspectivas para aplicações de investigação clínica. Expert Rev Proteomics 11: 13-19.

44. Hathaway, B.J., In Comprehensive Coordination Chemistry, Wilkinson, G.; Gillard, R.D.; McCleverty, J.A., Eds. Pergamon Press: Oxford (UK), 1987; Vol. 5: pp. 533-594.

45. Mukherjee, R., Cobre. Em Comprehensive Coordination Chemistry II - From Biology to Nanotechnology, McCleverty, J.A.; Meyer, T.J., Eds. Elsevier Ltd: Oxford (UK), 2004; Vol. 6: pp. 747-910.

46. Kitajima, N.; Moro-oka, Y. Complexos de Cobre-Dioxigénio. Perspectivas inorgânicas e bioinorgânicas. Chem. Rev., 1994, 94(3), 737- 757.

47. Padhye, S.; Kauffman, G.B. Complexos de metais de transição de semicarbazonas e tiossemicarbazonas. Coord. Chem. Rev., 1985, 63, 127-160.

48. Taylor, M.R.; Gabe, E.J.; Glusker, J.P.; Minkin, J.A.; Patterson, A.L. As estruturas cristalinas de compostos com atividade antitumoral. Bis(tiossemicarbazona) de 2-ceto-3-etoxibutiraldeído e seu complexo cúprico. J. Am. Chem. Soc., 1966, 88(8), 1845-1846. .

49. Graf N, Lippard SJ (2012) Redox activation of metal-based prodrugs as a strategy for drug delivery. Adv Drug Deliv Rev 64: 993-1004.

50. Schwartz L, Supuran CT, Alfarouk KO (2017) O efeito Warburg e as características do cancro. Agentes Anticancerígenos Med Chem 17: 164-170.

51. Kim BE, Nevitt T, Thiele DJ (2008) Mechanisms for copper acquisition, distribution and regulation (Mecanismos de aquisição, distribuição e regulação do cobre). Nat Chem Biol 4: 176-185.

52. Raman N, Jeyamurugan R, Rajkapoor B, Magesh V (2009) Atividade antitumoral, citotóxica e antimicrobiana com base em metais: avaliação farmacológica de complexos de Cu (II) e Zn (II) de tiossemicarbazona de base de Schiff de condensado de Knoevenagel β-diketona. Química Organometálica Aplicada 23: 283-290.

53. Palanimuthu D, Shinde SV, Somasundaram K, Samuelson AG (2013) Atividade anticancerígena in vitro e in vivo de complexos de cobre bis(tiossemicarbazona). J Med Chem 56: 722-734.

54. Cater MA, Pearson HB, Wolyniec K, Klaver P, Bilandzic M, et al. (2013) O aumento do cobre biodisponível intracelular visa seletivamente as células do cancro

da próstata. ACS Chem Biol 8: 1621-1631.

55. Pramanik AK, Palanimuthu D, Somasundaram K, Samuelson AG (2016) Nanopartículas de ouro decoradas com biotina para entrega direcionada de um complexo de cobre ativo anticâncer com ligação inteligente: estudos in vitro e in vivo. Bioconjug Chem 27: 2874-2885.

1.1. Sathisha MP, Shetti UN, Revankar VK, Pai KS (2008) Síntese e estudos antitumorais sobre novos complexos metálicos de Co (II), Ni (II) e Cu (II) de bis (3-acetilcumarina) tiocarbohidrazona. Eur J Med Chem 43: 2338-2346.

1.2. Borges LJ, Bull ÉS, Fernandes C, Horn A, Azeredo NF, et al. (2016) Resende JA, Freitas WR, Carvalho EC, Lemos LS, Jerdy H, Kanashiro MM. Estudos in vitro e in vivo da atividade antineoplásica de compostos de cobre (II) contra linhas celulares de leucemia humana THP-1 e melanoma murino B16-F10. Eur J Med Chem, 123: 128-140.

58. Hancock CN, Stockwin LH, Han B, Divelbiss RD, Jun JH, et al. (2011) Um quelato de cobre da tiossemicarbazona NSC 689534 induz stress oxidativo/ER e inibe o crescimento tumoral in vitro e in vivo. Free Radic Biol Med 50: 110-121.

59. Qi J, Zhang Y, Gou Y, Zhang Z, Zhou Z, et al. (2016) Desenvolvimento de um pró-fármaco anticancerígeno de cobre (II) baseado no resíduo His242 do subdomínio IIA do transportador de albumina do soro humano. Mol Pharm 13: 1501-1507.

1.1. Barve V, Ahmed F, Adsule S, Banerjee S, Kulkarni S, et al. (2006) Síntese, caraterização molecular e atividade biológica de novos derivados sintéticos da cromen-4-ona em células cancerígenas humanas. J Med Chem 49: 3800-3808.

1.2. Shrivastav A, Singh NK, Singh SM (2002) Síntese, caraterização e estudos antitumorais de complexos de Mn (II), Fe (III), Co (II), Ni (II), Cu (II) e Zn (II) de N-saliciloil-N'-o-hidroxitiobenzidrazida. Bioorg Med Chem 10: 887-895.

62. Singh NK, Singh N, Prasad GC, Sodhi A, Shrivastava A (1997) Estudos de atividade antitumoral da recém-sintetizada N-saliciloil-N'-(p-hidroxibenzotiol) hidrazina e do seu complexo de cobre (II) in vivo e in vitro. Bioorg Med Chem 5:

245-251.

63. Raman N, Jeyamurugan R, Senthilkumar R, Rajkapoor B, Franzblau SG (2010) Avaliação in vivo e in vitro de complexos de cobre (II) e zinco (II) do grupo transportador de tiolato altamente específicos no modelo de tumor de carcinoma de ascite de Ehrlich. Eur J Med Chem 45: 5438-5451.

64. Sathisha MP, Budagumpi S, Kulkarni NV, Kurdekar GS, Revankar VK, et al. 2010.) Síntese, estrutura, eletroquímica e caraterização espetral de complexos metálicos de (d-glucopiranose)-4-feniltiossemicarbazida e sua atividade antitumoral contra o carcinoma de ascite de Ehrlich em ratinhos albinos suíços. Eur J Med Chem 45: 106-113.

1.1. Patil BG, Havinale BR, Shallom JM, Chitnis MP (1989) Sínteses e estudos espectroscópicos de potenciais complexos antitumorais de cobre (II) com 5-fenilazo-3-metoxi salicilideno tiossemicarbazona e tiossemicarbazonas substituídas N4. J Inorg Biochem 36: 107-113.

66. Agrawal S, Singh NK, Aggarwal RC, Sodhi A, Tandon P (1986) Síntese, estrutura e atividade antitumoral da N-saliciloil-N'-(2-furiltiocarbonil) hidrazina e do seu complexo de cobre(II). J Med Chem 29: 199-202.

67. Hoti N, Zhu DE, Song Z, Wu Z, Tabassum S, et al. (2004) Mecanismo apoptótico dependente de p53 de um novo composto bimetálico de design cloreto de cobre tri-fenilestanho benzimidazol-tiol (TPT-CuCl2): estudos in vivo em ratos Wistar, bem como estudos in vitro em células de cancro do colo do útero humano. J Pharmacol Exp Ther 311: 22-33.

68. Bolos CA, Chaviara AT, Mourelatos D, Iakovidou Z, Mioglou E, et al. (2009) Síntese, caraterização, toxicidade, estudos citogenéticos e antitumorais in vivo de complexos de 1, 1-ditiolato de Cu (II) com di-, tri-, tetra-aminas e 1, 3-tiazóis. Correlação estrutura-atividade. Bioorg Med Chem 17: 3142-3151.

69. Majouga AG, Zvereva MI, Rubtsova MP, Skvortsov DA, Mironov AV, et al. (2014) Complexos binucleares de cobre de valência mista (I, II) com estrutura

inesperada: Síntese, Propriedades Biológicas e Atividade Anticancerígena. J Med Chem 57: 6252-6258.

70. Jia L, Xu J, Zhao X, Shen S, Zhou T, et al. (2016) Síntese, caraterização e atividade antitumoral de três complexos dinucleares ternários de cobre (II) com um ligando de base de Schiff reduzido e coligandos de diimina in vitro e in vivo. J Inorg Biochem 159: 107-119.

71. Carvallo-Chaigneau, F, Trejo-Solis C, Gómez-Ruiz C, Rodriguez-Aguilera E, Macias-Rosales L, et al. (2008) Casiopeina III-ia induz apoptose em células HCT-15 in vitro através de mecanismos dependentes da caspase e tem efeito antitumoral in vivo. BioMetals 21: 17-28.

72. Etaiw SE, Sultan AS, El-bendary MM (2011) Atividade antitumoral in vitro e in vivo de novos polímeros de coordenação supramolecular 3D-organotina baseados em CuCN e bases de piridina. J Organomet Chem 696: 1668-1676.

73. Chakraborty A, Kumar P, Ghosh K, Roy P (2010) Avaliação de um composto complexo de cobre de base Schiff como potente molécula anticancerígena com múltiplos alvos de ação. Eur J Pharmacol 647: 1-12.

74. Chaviara AT, Christidis PC, Papageorgiou A, Chrysogelou E, Hadjipavlou-Litina DJ, et al. (2005) Estudos in vivo anticancerígenos, anti-inflamatórios e de toxicidade de complexos de Cu(II) de ligandos mistos de dien e das suas dibases de Schiff com aldeídos heterocíclicos e 2-amino-2-tiazolina. Estrutura cristalina de [Cu(dien)(Br)(2a- 2tzn)](Br)(H2O). J Inorg Biochem 99: 2102-2109.

75. Jantova S, Durackova Z, Novotny L, Urbancikova M, Dovinova I, et al. (1998) Complexo macrocíclico de Cu(II) tetraanidroaminobenzaldeído - atividade antiproliferativa in vitro e in vivo. Neoplasma 45: 254-260.

76. Singh UP, Singh BN, Ghose AK, Singh RK, Sodhi A (1991) Síntese, caraterização e atividade antitumoral de complexos de 5-iodouracil. J. Inorg. Biochem 44: 277-282.

77. Berners-Price SJ, Johnson RK, Mirabelli CK, Faucette LF, McCabe FL, et al.

(1987) Complexos de cobre(I) com ligandos de fosfina terciária bidentados: química da solução e atividade antitumoral. Inorg Chem 26: 3383-3387.

78. Gandin V, Tisato F, Dolmella A, Pellei M, Santini C, et al. (2014) Atividade anticancerígena in vitro e in vivo de complexos de cobre(I) com homoscorpionato tridentado tris(pirazolil)borato e ligandos monodentados auxiliares de fosfina. J Med Chem 57: 4745-476

79. Macias-Rosales L, et al. (2008) Casiopeina III-ia induz apoptose em células HCT-15 in vitro através de mecanismos dependentes da caspase e tem efeito antitumoral in vivo. BioMetais 21: 17-28.

80. Etaiw SE, Sultan AS, El-bendary MM (2011) Atividade antitumoral in vitro e in vivo de novos polímeros de coordenação supramolecular 3D-organotina baseados em CuCN e bases de piridina. J Organomet Chem 696: 1668-1676.

81. Chakraborty A, Kumar P, Ghosh K, Roy P (2010) Avaliação de um composto complexo de cobre de base Schiff como potente molécula anticancerígena com múltiplos alvos de ação. Eur J Pharmacol 647: 1-12.

82. Chaviara AT, Christidis PC, Papageorgiou A, Chrysogelou E, Hadjipavlou-Litina DJ, et al. (2005) Estudos in vivo anticancerígenos, anti-inflamatórios e de toxicidade de complexos de Cu(II) de ligandos mistos de dien e das suas dibases de Schiff com aldeídos heterocíclicos e 2-amino-2-tiazolina. Estrutura cristalina de [Cu(dien)(Br)(2a- 2tzn)](Br)(H2O). J Inorg Biochem 99: 2102-2109.

83. Jantova S, Durackova Z, Novotny L, Urbancikova M, Dovinova I, et al. (1998) Complexo macrocíclico de Cu(II) tetraanidroaminobenzaldeído - atividade antiproliferativa in vitro e in vivo. Neoplasma 45: 254-260.

84. Singh UP, Singh BN, Ghose AK, Singh RK, Sodhi A (1991) Síntese, caraterização e atividade antitumoral de complexos de 5-iodouracil. J. Inorg. Biochem 44: 277-282.

85. Berners-Price SJ, Johnson RK, Mirabelli CK, Faucette LF, McCabe FL, et al. (1987) Complexos de cobre(I) com ligandos de fosfina terciária bidentados: química

da solução e atividade antitumoral. Inorg Chem 26: 3383-3387.

86. Gandin V, Tisato F, Dolmella A, Pellei M, Santini C, et al. (2014) Atividade anticancerígena in vitro e in vivo de complexos de cobre(I) com homoscorpionato tridentado tris(pirazolil)borato e ligandos monodentados auxiliares de fosfina. J Med Chem 57: 4745-476

87. Diez M, Arroyo M, Cerdàn FJ, Munoz M, Martin MA, et al. (1989) Serum and tissue trace metal levels in lung cancer. Oncologia 46: 230-234.

88. Geraki K, Farquharson MJ, Bradley DA (2002) Concentrations of Fe, Cu and Zn in breast tissue: a synchrotron XRF study. Phys. Med Biol 47: 2327-2339.

89. Nayak SB, Bhat VR, Upadhyay D, Udupa SL (2003) Copper and ceruloplasmin status in serum of prostate and colon cancer patients. Indian J Physiol Pharmacol 47: 108-110.

90. Yoshida D, Ikeda Y, Nakazawa S (1993) Quantitative analysis of copper, zinc and copper/zinc ratio in selected human brain tumors. J Neurooncol 16: 109-115.

91. Gupta SK, Shukla VK, Vaidya MP, Roy SK, Gupta S (1991) Serum trace elements and Cu/Zn ratio in breast cancer patients. J Surg Oncol 46: 178-181.

92. Rigiracciolo DC, Scarpelli A, Lappano R, Pisano A, Santolla MF, et al. (2015) O cobre ativa a sinalização HIF-1α/GPER/VEGF em células cancerígenas. Oncotarget 6: 34158-34177.

93. Liang Y, Ewing PM, Laursen WJ, Tripp VT, Singh S, et al. (2014) Propriedades de ligação ao cobre dos domínios BIR2 e BIR3 da proteína inibidora da apoptose ligada ao X. J Inorg Biochem 140: 104-110 ....

94. Mufti AR, Burstein E, Duckett CS (2007) XIAP: cell death regulation meets copper homeostasis. Arch Biochem Biophys 463: 168-174

95. Brady DC, Crowe MS, Turski ML, Hobbs GA, Yao X, et al. (2014) O cobre é necessário para a sinalização oncogénica de BRAF e para a tumorigénese. Natureza 509: 492-496.

96. Turski ML, Brady DC, Kim HJ, Kim BE, Nose Y, et al. (2012) Um novo papel para o cobre na sinalização Ras/proteína cinase activada por mitogénio. Mol Cell Biol 32: 1284-1295.

97. Barthel A, Ostrakhovitch EA, Walter PL, Kampkotter A, Klotz LO (2007) Stimulation of phosphoinositide 3-kinase/Akt signaling by copper and zinc ions: mechanisms and consequences. Arch Biochem Biophys 463: 175-182.

98. Ostrakhovitch EA, Lordnejad MR, Schliess F, Sies H, Klotz LO (2002) Os iões de cobre activam fortemente a via da fosfoinositídeo-3-quinase/Akt, independentemente da geração de espécies reactivas de oxigénio. Arch Biochem Biophys 397: 232-239.

99. Hathaway, B.J., In Comprehensive Coordination Chemistry, Wilkinson, G.; Gillard, R.D.; McCleverty, J.A., Eds. Pergamon Press: Oxford (UK), 1987; Vol. 5: pp. 533-594.

100. Mukherjee, R., Cobre. Em Comprehensive Coordination Chemistry II - From Biology to Nanotechnology, McCleverty, J.A.; Meyer, T.J., Eds. Elsevier Ltd: Oxford (UK), 2004; Vol. 6: pp. 747-910.

101. Kitajima, N.; Moro-oka, Y. Complexos de Cobre-Dioxigénio. Perspectivas inorgânicas e bioinorgânicas. Chem. Rev., 1994, 94(3), 737- 757.

102. Padhye, S.; Kauffman, G.B. Complexos de metais de transição de semicarbazonas e tiossemicarbazonas. Coord. Chem. Rev., 1985, 63, 127-160.

103. Taylor, M.R.; Gabe, E.J.; Glusker, J.P.; Minkin, J.A.; Patterson, A.L. As estruturas cristalinas de compostos com atividade antitumoral. Bis(tiossemicarbazona) de 2-ceto-3-etoxibutiraldeído e seu complexo cúprico. J. Am. Chem. Soc., 1966, 88(8), 1845-1846.

104. Crim, J.A.; Petering, H.G. The antitumor activity of Cu(II)KTS, the copper (II) chelate of 3-ethoxy-2-oxobutyraldehyde bis(thiosemicarbazone). Cancer Res., 1967, 27(7), 1278-1285.

105. Lovejoy, D.B.; Richardson, D.R. Novel "hybrid" iron chelators derived from

aroylhydrazones and thiosemicarbazones demonstrate selective antiproliferative activity against tumor cells. Blood, 2002, 100(2), 666-676   [56] Ming, L.-J.

Estrutura e função dos "metaloantibióticos". Med. Res. Rev., 2003, 23(6), 697762.

106. Wolohan, P.; Yoo, J.; Welch, M.J.; Reichert, D.E. Estudos QSAR de azamacrociclos e tiossemicarbazonas de cobre: Desenvolvimento de parâmetros MM3 e previsão de propriedades biológicas. J. Med. Chem., 2005, 48(17), 5561-5569.

107. Pogni, R.; Baratto, M.C.; Diaz, A.; Basosi, R. Caracterização por EPR de complexos de cobre(II) de mono(tiossemicarbazonas). Nota II. J. Inorg. Biochem., 2000, 79(1-4), 333-337.

108. Zhang, H.; Thomas, R.; Oupicky, D.; Peng, F. Síntese e caraterização de novos complexos de tiossemicarbazona de cobre com um sistema quadridentado ONNS: inibição do crescimento celular, paragem do ciclo celular da fase S e actividades pró-apoptóticas em células de neuroblastoma resistentes à cisplatina. J. Biol. Inorg. Chem., 2008, 13(1), 47-55.

109. Feun, L.; Modiano, M.; Lee, K.; Mao, J.; Marini, A.; Savaraj, N.; Plezia, P.; Almassian, B.; Colacino, E.; Fischer, J.; MacDonald, S. Estudo de fase I e farmacocinético da 3-aminopiridina-2-carboxaldeído tiossemicarbazona (3-AP) utilizando um esquema de dose única intravenosa. Cancer Chemother. Pharmacol, 2002, 50(3), 223-229.

110. Murugkar, A.; Unnikrishnan, B.; Padhye, S.; Bhonde, R.; Teat, S.; Triantafillou, E.; Sinn, E. Complexos metálicos ancorados em hormonas. 1. Síntese, estrutura, espetroscopia e atividade antitumoral in vitro da tiossemicarbazona do acetato de testosterona e dos seus complexos metálicos. Met.-Based Drugs, 1999, 6(3), 177182.

111. Saryan, L.A.; Ankel, E.; Krishnamurti, C.; Petering, D.H.; Elford, H. Efeitos citotóxicos e bioquímicos comparativos de ligandos e complexos metálicos de tiossemicarbazonas de carboxaldeído alfa-N-heterocíclico. J. Med. Chem., 1979, 22(10), 1218-1221.

112. Antholine, W.E.; Knight, J.M.; Petering, D.H. Inibição da transplantação de células tumorais por complexos de ferro e cobre de tiossemicarbazonas 2-formilpiridina 5-substituídas. J. Med. Chem., 1976, 19(2), 339-341.

113. Booth, B.A.; Agrawal, K.C.; Moore, E.C.; Sartorelli, A.C. Inibidores de alfa (N)-carboxaldeído tiossemicarbazona heterocíclicos da ribonucleósido difosfato redutase. Cancer Res., 1974, 34(6), 1308-1314.

114. Brockman, R.W.; Thomson, J.R.; Bell, M.J.; Skipper, H.E. Observações sobre a atividade antileucémica da piridina-2-carboxaldeído tiossemicarbazona e da tiocarbohidrazona. Cancer Res., 1956, 16(2), 167-170.

115. Scovill, J.P.; Klayman, D.L.; Franchino, C.F. 2-Acetilpiridina tiossemicarbazonas. 4. Complexos com metais de transição como agentes antimaláricos e antileucémicos. J. Med. Chem., 1982, 25(10), 1261-1264.

116 K. Tanaka, A. Tengeiji, T. Kato, N. Toyama, M. Shiro, M. Shionoya, *J. Am. Chem. Soc.*, **2002**, 124, 12494.

117 A.P. Kozikowski, W. Tuckmantel, G. Powis, *Angew Chem.*, **1992**, 31, 1379.

118 . L.J. Ming, *Med. Res. Rev.,* **2003**; 23, 697.

119 D.L. Ma, C.M. Che, *Química*, **2003**, 9, 6133.

119.B. Lippert (Ed.), Cisplatin: Chemistry and Biochemistry of a Leading Anticancer Drug, Verlag Helvetica Chimica Ata, Zürich, **1999**.

120. A.S. AbuSurrah, M. Kettunen, *Curr. Med. Chem.,* **2006**, 13, 1337.

121. C.S. Allardyce, P.J. Dyson, *Platinum Met. Rev.,* **2001**, 45, 62.

122. I. Ott, R. Gust, *Arch. Pharm. Chem. Life*, **2007**, 340,117.

123. M.A. Jakupec, M. Galanski, V.B. Arion, C.G. Hartinger, B.K. Keppler, *Dalton Trans.,* **2008**, 183.

124. P.Yang, M. Guo, *Coord. Chem. Rev.,* **1999**, 185,189.

125. S.K. Hadjikakou, N. Hadjiliadis, *Coord. Chem. Rev.,* **2009**; 253, 235.

126. K. Strohfeldt, M.Tacke, *Chem. Soc. Rev.*, **2008**; 37:1174-1187.

127. P.M. Abeysinghe, M.M. Harding, *Dalton Trans.*, **2007**, 3474.

128. R. Gust, D. Posselt, K. Sommer, *J. Med. Chem.*, **2004**, 47, 5837.

129. C.G. Hartinger, P.J. Dyson, *Chem. Soc. Rev.*, **2009**, 38, 391.

130. M.B. Ferrari, F. Biscegliea, G.G. Favaa, G. Pelosia, P. Tarasconi, R. Albertini, S. Pinelli, *J. Inorg. Biochem*, **2002**, 89, 36.

131. M.B. Ferrari, F. Biscegliea, G. Pelosi, P. Tarasconia, R. Albertini, A. Bonati, P. Lunghi, S. Pinelli, *J. Inorg.Biochem.*, **2000**, 83,169.

132. M.R. Arguelles, M.B. Ferrari, F. Biscegli, C. Pelizzi, G. Pelosi, S. Pinelli, M. Sassi, *J. Inorg. Biochem*, **2004**,98, 313.

133. M.B. Ferraria, F. Bisceglie, A. Buschini, S. Franzoni, G. Pelosi, S. Pinelli, P. Tarasconi, M. Tavone, *J. Inorg.Biochem.*, **2010**, 104, 199.

134. D.X. West, E. Liberta, S.B. Padhye, R.C. Chikate, P.B. Sonawane, A.S. Kumbar, R.S. Yeranda, *Coord. Chem.Rev.*, **1993**, 123, 49.

135. D.X. West, S.B. Padhye, P.B. Sonawane, *Struct. Bond.*, **1991**, 76, 150.

136. Y. Haidue, A. Silverstru, *Coord. Chem. Rev.*, **1990**, 99, 253.

137. O.E. Ichiro, D. Busch, H. Shull (Eds.), Bioinorganic Chemistry: An Introduction, Allym and Bacon, Boston, **1977**.

138. R.W. Hay, J.R. Dilworth, K.B. Nolan, (Eds.), Perspectives on Bioinorganic Chemistry, JAI Press, London,**1991**.

139. V.W.W. Yam, Y.L. Pui, W.P. Li, K.K.W. Lo, K.K. Cheung, *J. Chem. Soc., Dalton Trans.*, **1998**, 3615.

140. M.R. Malachowski, B.T. Dorsey, M.J. Parker, M.E. Adams, R.S. Kelly, *Polyhedron*, **1998**, 17,1289.

141. B.J. Hathaway, G. Wilkinson, R. Gillard, J.A. Mccleverty (Eds.), Comprehension Coordination Chemistry, Pergamon, Oxford, **1987**.

142. D.W. Maragerum, G.D. Owens, H. Singel (Eds.), Metal ion in biological systems, Marcel Dekker, New York,**1981**

143. B. Dietrich, Design of Anion Receptors Applications, *Pure Appl. Chem.*, **1993**, 65, 1457.

144. R.M. Izatt, K. Pawlak, J.S. Bardshaw, R.L. Bruening, *Chem. Rev.*, **1995**, 95, 2529.

145. K. Kalcher, J.M. Kauffman, J. Wank, I. Vaneare, K. Vitras, C. Neuhal, Z. Yang, *Electro Analysis*, **1995**, 7, 5.

146. M.A.T. Gilmartin, J.P. Hart, *Analista*, **1995**, 120, 1029.

147. S. Chandra, K. Gupta, *Transit. Met. Chem.*, **2002**, 27,196.

148. J. Liu, T.B. Lu, H. Deng, L.N. Ji, L.H. Qu, H. Zhou, *Transit. Met. Chem.*, **2003**, 28,116.

149. T. Wang, Z.J. Guo, *Curr. Med. Chem.*, **2006**, 1315, 525.

150. L.A. Saryan, E. Ankel, C. Krishnamurti, D.H. Petering, H. Elford, *J. Med. Chem.*, **1979**, 22, 1218.

151. W.E. Antholine, J.M. Knight, D.H. Petering, *J. Med. Chem.*, 1976, 19, 339.

152. B.A. Booth, K.C. Agrawal, E.C. Moore, A.C. Sartorelli, *Cancer Res.*, **1974**, 34, 1308.

153. R.W. Brockman, J.R. Thomson, M.J. Bell, H.E. Skipper, *Cancer Res.*, **1956**, 16, 167.

154. N. Raman, A. Sakthivel, K. Rajasekaran, *Mycobiol*, **2007**, 35.150.

155. S.A. Rice, M. Givskov, P. Steinberg, S. Kjelleberg, *J. Mol. Microbiol. Biotechnol.* **1999**, 1, 23.

156. A. Ironmonger, B. Whittaker, J. Andrew, B. Baron, J. Chris, E. Alison, G. Ashcroft, A. Nelson, *Org. Biomol.Chem.*, **2007**, 5, 1081.

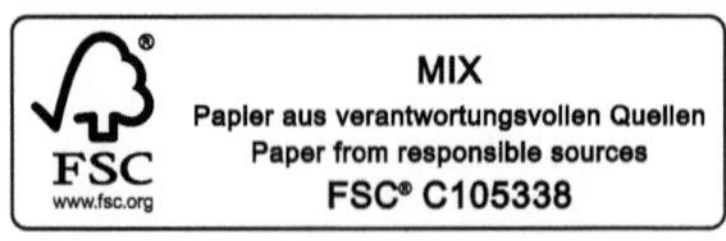

Printed by Books on Demand GmbH, Norderstedt / Germany